DU MERCURE

ET DE

L'IODURE DE POTASSIUM

DANS LE

TRAITEMENT DE LA SYPHILIS

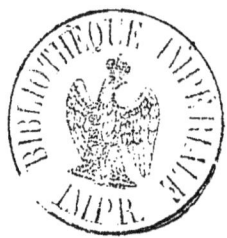

PAR

LOUIS BIZARELLI

DOCTEUR EN MÉDECINE

« Rien n'est plus propre à démontrer l'ingratitude
»et l'inconstance de l'esprit humain, que la manière
»dont on agit à l'égard du mercure....»
J. HUNTER.

« Beaucoup de reproches ont été faits au mercure;
»peu l'ont été de bonne foi et en connaissance de
»cause.. . »
Mich. CULLERIER.

MONTPELLIER

TYPOGRAPHIE DE BOEHM & FILS, IMPRIMEURS DE L'ACADÉMIE
Place de l'Observatoire.

1860

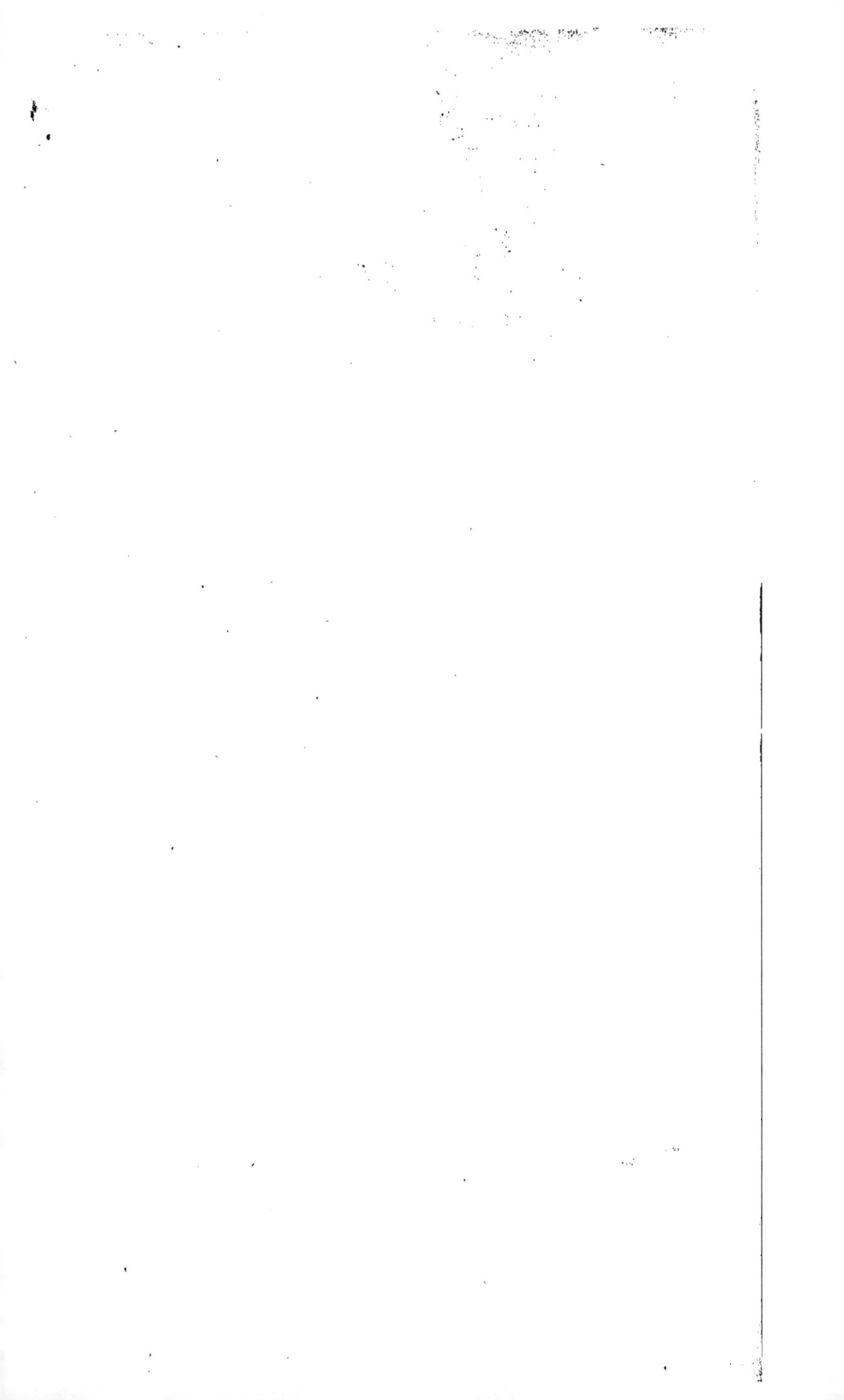

A LA MÉMOIRE DE MA MÈRE.

A LA MÉMOIRE
DE MES ONCLES ET DE MA TANTE.

A MON PÈRE.

A MON FRÈRE.

L. BIZARELLI.

A MA TANTE.

A MES COUSINS

Louis RICHAUD DE SERVOULES,

Administrateur de la Marine à Saint-Florent (Corse).

Jean-Jacques RICHAUD DE SERVOULES,

Caissier de la Banque de France à Bastia.

*Aimons-nous toujours; soyons
toujours unis.*

L. BIZARELLI.

A M. le Professeur BOUISSON,

Chirurgien en Chef de l'Hôpital Saint-Éloi , Chevalier de la Légion
d'Honneur, Associé National de l'Académie impériale de Médecine,
Membre titulaire de l'Académie des Sciences et Lettres de Montpellier, et des Académies ou Sociétés Médicales de Genève, de Bruxel-
les, d'Athènes, etc., etc.

Hommage très-respectueux.

A MES MAÎTRES.

A mes Amis.

L. BIZARELLI.

INTRODUCTION

—⊰⊹⊱—

Toutes les fois que, dans le cours de nos études médicales, nous sommes venu à porter notre attention
sur la syphilis, nous avons été fortement frappé et
même péniblement impressionné par la grande confusion qui règne dans les auteurs au sujet de cette grave
maladie et de son traitement; et lorsque, appelé à
agir contre elle, nous avons dû, praticien inexpéri-
menté, recourir aux oracles de la science, mille mains
nous ont été offertes pour nous guider, il ne s'en est
pas trouvé deux qui aient cherché à nous entraîner
dans le même sens. Force nous a été alors de choisir
nous-même notre chemin, en explorant toutes les voies

ouvertes devant nous, et en ne prenant que celle qu'un examen approfondi et de mûres réflexions nous ont indiquée comme la meilleure. C'est ce résultat de nos réflexions que nous soumettons aujourd'hui à l'appréciation de nos Maîtres.

Quelle folie ! nous dira-t-on peut-être ; faut-il aimer le paradoxe ! Quoi de plus simple que ces deux mots : Syphilis et mercure ? Ainsi le croirait-on, en effet ; ainsi nous l'avions cru nous-même au premier abord ; mais lorsque nous avons voulu regarder de près, au lieu de cette clarté et de cette simplicité que nous nous attendions à voir briller partout, nous n'avons trouvé à chaque pas qu'obscurité et confusion. En saurait-il être autrement ? Les uns nient complètement ces deux mots, qui paraissent si simples : ils traitent la syphilis de chimère, et le mercure d'inutile et dangereux ; les autres, en admettant la syphilis, rejettent le mercure comme inefficace ; et enfin, parmi ceux qui les reconnaissent tous deux, les uns voient déjà une autre maladie là où les autres voient encore la syphilis, et les premiers défendent comme d'une inhumanité d'administrer le mercure dans les mêmes circonstances où les seconds font un crime d'en négliger l'emploi.

Pour nous, ce qui nous embarrasse le plus, ce n'est pas l'idée qu'il convient de se faire de la syphilis :

grâce à Dieu , nous avons été élevé à trop bonne école,
et nous avons été imbu de principes trop sains, pour
ne pas savoir à quoi nous en tenir à cet égard ; mais
ce qui nous a offert de la difficulté , c'est l'étude des
phénomènes par lesquels la syphilis manifeste son existence et se révèle à nos sens et à notre raison. Un
symptôme étant donné , réputé syphilitique par les
uns, non syphilitique par les autres , qu'est-il en réalité? voilà la difficulté. Indique-t-il qu'il faille recourir
à un traitement antisyphilitique ; autorise-t-il à ne
pas s'exposer aux inconvénients incontestables attachés à un pareil traitement? voilà la question qu'il
faut résoudre. Pour arriver au résultat demandé , nous
avons interrogé les autorités les plus compétentes,
et, rejetant toujours les règles absolues et positives
que la nature réprouve, nous avons préféré tomber
dans l'excès qui porte à faire courir les chances d'un
traitement même dangereux, plutôt que de s'exposer
à laisser un mal terrible exercer sourdement les plus
affreux ravages.

Un second point qui nous a vivement intéressé dans
l'étude de la syphilis, c'est l'histoire du mercure,
et cette question nous a paru assez importante pour
que , dans ce modeste Travail, nous nous proposions
de ne parler que de ce qui s'y rattache, et de prouver

2

que jusqu'à ce jour on ne connaît pas de remède qui puisse être substitué au mercure.

Depuis bientôt quatre cents ans que le mercure est employé dans le traitement de la syphilis, il a toujours été et il est encore, de l'aveu du plus grand nombre, le seul remède spécifique que la matière médicale possède contre cette grave maladie. Mais, comme tout ce qui est véritablement supérieur et au-dessus des éloges des hommes, le mercure n'a cessé de susciter contre lui le blâme, la calomnie, la haine et la persécution. La spéculation d'un côté, l'esprit de système de l'autre, lui ont toujours fait une guerre à outrance, et il n'est pas jusqu'aux praticiens les plus recommandables qui, abusés par des faits dénaturés et mal interprétés, ne se soient portés aux plus injustes vexations contre le précieux remède que le grand Astruc n'a pas craint d'appeler DIVIN. Mais le mercure est toujours sorti victorieux, et chaque fois plus puissant, des mille épreuves imaginées pour le détrôner et le proscrire ignominieusement; et de ce nombre prodigieux de remèdes fameux qu'on voulait lui substituer, il ne reste plus que le souvenir, on n'en parle plus que pour mémoire; c'est à peine si on leur reconnaît encore une certaine utilité dans des cas où ils rendent pourtant d'incontestables services. C'est ainsi que, sans parler de

ces secrets, de ces arcanes, de tout temps vantés par
l'ignorance et le charlatanisme, et sur le compte desquels les éclatantes lumières du XIXe siècle sont aussi
aveugles que les premières lueurs de la Renaissance,
et pour ne citer que les remèdes qui ont eu la plus
grande vogue, c'est ainsi qu'ont passé les sudorifiques,
l'opium, les antiphlogistiques, l'or, jusqu'à ce que le
mauvais génie qui s'acharne sur les pas du mercure
ait fait surgir un nouveau prétendant, l'iodure de potassium. Si les exemples n'étaient pas là pour nous
prouver que, malgré les grandes autorités qui les pa-
tronnaient et les succès mal interprétés qui en impo-
saient en leur faveur, les sudorifiques et l'or n'ont pu
longtemps disputer le pas au mercure, nous n'aurions
qu'un pronostic fâcheux à porter sur le sort futur de
ce précieux métal, car aucun de ses antagonistes n'a
réuni à un si haut degré les titres de supériorité qu'a
conquis l'iodure de potassium. Le témoignage de praticiens non prévenus, les nombreux faits d'expérience
qu'il faut reconnaître, à moins de nier la vérité, sont
bien de nature à faire pencher la balance du côté du
nouveau *spécifique* et à détrôner complètement cette
fois le remède séculaire. Mais attendons, expliquons-
les convenablement, ces faits qui nous entraînent;
suivons-les bien, dans leur pratique ultérieure, ces

médecins consciencieux qui, à l'abri de tout système et de tout *à priori*, ne s'en rapportent qu'à une saine observation : et que verrons-nous ? Appelé d'abord à remplacer le mercure, l'iodure de potassium ne réussit bientôt plus que dans une période de la syphilis, et dès ce moment il cesse complètement pour nous d'être *spécifique* de cette maladie, ainsi que nous l'établirons plus tard ; puis, ce n'est plus qu'un palliatif qui dissipe vite des symptômes alarmants, mais ne met pas à l'abri de la *récidive* ; enfin, on lui conteste un de ses avantages qui le recommandaient le plus : il cesse d'être inoffensif, il devient dangereux. Encore un pas et l'iodure de potassium, précipité des hauteurs où de malveillants efforts ont voulu l'élever, n'aura plus rang dans la thérapeutique de la syphilis qu'à côté des sudorifiques et de l'or, remèdes utiles sans doute dans certains cas pour remplir des indications accessoires, mais dépourvus de toute action contre la maladie même.

Ce résultat nous paraît définitivement établi pour les sudorifiques et l'or ; mais on n'en est pas encore tout à fait à ce point pour l'iodure de potassium. Voilà pourquoi, pour démontrer que le mercure est le seul spécifique de la syphilis, nous nous sommes cru obligé de l'étudier comparativement avec l'iodure de potassium. Mais nous ne pouvions comparer les deux remèdes sans bien faire connaître et délimiter le terrain sur lequel nous nous proposions d'examiner la question, et c'est ce qui nous a amené à dire un mot de la syphilis, des symptômes pathognomoniques qui la révèlent, et des indications qui se présentent dans son traitement. En examinant dès-lors comment chacun des deux remèdes pris séparément répond à ses indications, il deviendra facile de porter un jugement.

Telle est donc la marche que nous avons cru devoir adopter dans notre travail. Il se divise en trois chapitres, comprenant : le premier, l'histoire du mercure; le deuxième, l'histoire de l'iodure de potassium; le troisième, un court aperçu de la syphilis et de ses indications, et la manière dont chacun des deux remèdes les remplissent; enfin, nous essaierons de formuler dans quelques propositions générales l'opinion que nous avons cru devoir adopter.

Nous ne nous dissimulons pas les difficultés d'une pareille tâche. Tant d'hommes recommandables se sont spécialement occupés de syphilis ; tous les auteurs de médecine en ont si largement parlé dans leurs écrits; il existe sur le sujet tant de traités, tant de mémoires, tant d'articles, qu'avant de venir en parler encore, il est bien permis d'hésiter et de

se demander s'il peut y avoir de l'utilité à reprendre
une question si ressassée; s'il n'est pas téméraire de
porter la main sur une œuvre à laquelle ont travaillé
de si grand Maîtres. De pareilles considérations n'é-
taient pas faites pour nous arrêter, parce que, écrivant
uniquement pour remplir un devoir et n'ayant d'autre
but que de soumettre à nos Juges une partie des difficultés qui nous embarrassent, nous attendons tout
de leur bienveillance, et nous avons le ferme espoir
qu'ils nous éclaireront sur nos erreurs plutôt que de
condamner les imperfections de notre Travail!

DU MERCURE

ET DE

L'IODURE DE POTASSIUM

DANS LE

TRAITEMENT DE LA SYPHILIS

───◦◦◦───

CHAPITRE PREMIER

—

DU MERCURE.

────────

§ 1. Matière médicale.

Le mercure (*mercurius, hydrargyrum,* vif-argent)
est un corps simple métallique , sans saveur ni odeur,
liquide dans les circonstances ordinaires de température, d'un blanc d'argent légèrement bleuâtre. Sa den-
sité est de 13,596 ; il se solidifie à la température
de — 40º; il bout et se volatilise à + 350º. Cepen-

dant, même à la température ordinaire, il dégage des vapeurs sensibles, comme le prouvent des expériences chimiques et certains faits pathologiques, à la tête desquels l'on peut citer l'accident arrivé au navire le *Triomphe* en 1810, et qui se trouve rapporté par un grand nombre d'auteurs [1].

Dans la nature on trouve le mercure, soit à l'état métallique, soit à l'état de combinaison avec l'argent, le chlore et surtout avec le soufre. Le sulfure de mercure, ou cinabre, est très-répandu dans la nature, et c'est de ce composé que le métal est ordinairement extrait. Sous le rapport de son affinité pour l'oxygène, le mercure est classé dans la sixième section des métaux ; les composés qu'il forme avec l'oxygène sont donc peu stables et se réduisent facilement par la chaleur seule. Comme tous les métaux de la sixième section, le mercure n'a aucune action sur l'eau ; cependant, dans un contact prolongé et à une température voisine du point d'ébullition, il est susceptible, suivant quelques médecins, de lui communiquer des propriétés toxiques, capables d'être utilisées dans certains cas, notamment contre les vers intestinaux [2].

Le mercure est employé en médecine à l'état métal-

[1] Trousseau et Pidoux ; Traité de thérapeutique, 5e édit., tom. I, pag. 203. — Lagneau ; Traité des maladies syphilitiques, 6e édit., tom. II, pag. 2.

[2] Cullerier ; Dictionnaire des sciences médicales, tom. XXXII, pag. 454.

lique ou à l'état de combinaison. Les tortureuses manipulations des anciens alchimistes, pour le convertir en or, n'ont pas peu contribué à la richesse des préparations dont disposent aujourd'hui la médecine et les arts.

Nous venons de parler du mercure métallique; à cet état, il est employé à l'extérieur sous forme de pommade, et à l'intérieur sous forme de pilules (Barberousse, Belloste, Sédillot) ou de sirop (Plenck). Examinons maintenant les principaux composés mercuriels usités en médecine.

1° OXYDES. — Au nombre de deux. Le *protoxyde* (oxyde noir ou gris de mercure) n'existe guère qu'à l'état de combinaison avec les acides, il est très-peu stable et il ne tarde pas à se décomposer en mercure métallique et en bioxyde. Cet oxyde entre dans la composition de l'eau *phagédénique noire*.

Le *bi-oxyde* (précipité rouge, précipité *per se*) est beaucoup plus important que le précédent; il est plus stable et il fait la base de la plupart des sels mercuriels; sa solubilité dans l'eau est très-faible; il est sans action sur l'oxygène et sur l'air; la chaleur le décompose complètement en mercure et en oxygène. Cet oxyde entre dans la composition *de l'eau phagédénique*, et d'un grand nombre de pommades.

2° SULFURES. — Au nombre de deux: un protosulfure correspondant au protoxyde par sa composition chimique, et un bisulfure correspondant au même titre au bi-oxyde. Le *protosulfure*, autrefois connu sous le nom d'éthiops noir, est un composé très-peu stable et qui paraît le plus souvent consister en un simple mélange de mercure et de soufre.

Le *bisulfure* ou cinabre est répandu dans la nature ; il est insoluble et entièrement volatilisable par la chaleur. Ce sulfure fait partie de certaines pommades, mais c'est surtout en fumigations qu'il est employé.

3° Chlorures. — Au nombre de deux. Le *proto-chlorure* (calomel, mercure doux, *aquila alba*, *panacée universelle*) est insoluble dans l'eau et dans l'alcool, mais il se dissout dans le chlore qui le fait passer à l'état de bichlorure ; il subit cette même transformation toutes les fois qu'il se trouve en présence des matières organiques et des chlorures alcalins. Il est peu employé comme antisyphilitique aujourd'hui ; autrefois il faisait partie de diverses préparations, notamment des *pilules Suédoises* et des *gouttes anti-vénériennes*, célèbres à Amsterdam.

Le *bichlorure* (muriate suroxygéné de mercure, sublimé corrosif), d'une saveur âcre et styptique, est soluble dans l'eau à la température ordinaire, mais beaucoup plus sous l'influence de la chaleur. Il fait partie de diverses pommades, notamment de celles de Cirillo ; de diverses pilules, parmi lesquelles se trou-

vent les pilules de Dupuytren, et de certaines potions,
par exemple la liqueur de Van-Swiéten. Il a aussi
été employé en lotions et en bains, et il entre dans la
composition d'une foule de remèdes secrets , tels que
le *rob de Laffecteur*, l'*elixir de Wright*, etc. , etc.

4° IODURES. — On connaît trois iodures de mercure; deux seulement sont employés en médecine, ce
sont : le proto-iodure et le bi-iodure. Le *proto-iodure*
répond par sa composition moléculaire au protochlorure ; c'est un corps insoluble assez instable, susceptible de se réduire entièrement en vapeurs si on le
soumet brusquement à une température très-élevée ,
mais se décomposant en mercure métallique et en bi-
iodure si on ne le chauffe que faiblement; en présence
de l'iode, il passe également à l'état de bi-iodure. Ce
composé est employé depuis peu dans la thérapeutique
de la syphilis en pilules et en pommade.

Le *bi-iodure* de mercure, d'une belle couleur rouge,
est insoluble dans l'eau , soluble dans l'alcool, susceptible de se réduire en vapeurs sous l'influence d'une
suffisante élévation de température, et de se combiner
avec les iodures alcalins en jouant près d'eux le rôle
d'acide. Beaucoup moins employé que le précédent à
l'état libre, il le devient davantage à l'état de combinaison saline, et, dans ce cas, on l'administre en pilules, en potion, en sirop.

5º BROMURES ET CYANURES. — On connaît un protobromure correspondant au protochlorure, et un bibromure correspondant au bichlorure. Ces composés ont été rarement employés comme succédanés des chlorures. Le *cyanure de mercure*, ou *prussiate de mercure*, est insoluble dans l'alcool, soluble dans l'eau, d'une saveur âcre ; il a été quelquefois employé sous forme de pilules, de lotions et de pommade.

6º SULFATES. — On connaît deux sulfates de mercure : un *protosulfate* presque insoluble et inusité, et un *bisulfate* qui est soluble, mais qui dans l'eau laisse précipiter une certaine quantité de protosulfate insoluble, autrefois appelé *précipité jaune* et employé sous forme de pommade.

7º AZOTATES. — Deux azotates sont employés en médecine : un *proto-azotate* qui, en présence de l'eau, se décompose en azotate acide qui reste suspendu dans la liqueur, et en une poudre blanche, jaunissant par des lavages successifs, qui se précipite et qui constitue le *turbith nitreux* des anciens. Ce sel, mélangé avec quelques gouttes d'ammoniaque, donne un précipité noir, qui n'est autre que le *mercure soluble* d'Hahnemann ; il entre aussi dans la composition du *sirop* de Bellet.

Le *bi-azotate* ou *nitrate acide de mercure* est un caustique très-violent, entièrement réservé aujourd'hui pour l'usage externe. Ce sel entre dans la préparation de l'*onguent citrin*; il fait partie de divers remèdes célèbres, tels que les *gouttes de Ward*, l'*essence mercurielle de Charras*, le *remède du duc d'Antin*, etc., etc.

8° Acétates. — L'*acétate neutre* ou *terre foliée mercurielle* a été autrefois employé en médecine par Musa Brassavole, et ensuite par un empiriste allemand nommé Keyser, qui le donnait dans des pilules et des dragées.

§ 2. Modes d'administration.

L'emploi du mercure dans la syphilis remonte aux premières années de l'apparition même de cette maladie ou tout au moins de sa recrudescence, si, avec les partisans de l'origine ancienne, on veut que la syphilis ait existé de tout temps. Dès l'apparition même du mal, les médecins surpris, terrifiés, ne tentèrent rien contre lui; mais bientôt, revenant à leur sainte mission de guérir, ou tout au moins de soulager l'humanité souffrante, ils firent les plus louables efforts, et s'adressèrent à tous les remèdes. Rien ne pouvait réussir : le fléau poursuivait ses ravages, la misère était à son comble, le découragement général. C'est alors qu'à bout de ressources, ne sachant plus quel remède employer, et entrevoyant une certaine analogie entre le nouveau mal, qui se manifestait par des accidents du côté de la peau (*morbus pustularum*),

et les autres affections cutanées, on en vint à essayer
une substance qui s'était montrée efficace contre ces
dernières : le mercure. Bien qu'administré craintivement et sans méthode, ses effets furent merveilleux :
on revint de tout côté à l'espoir et à la vie, et les
médecins s'occupèrent activement d'étudier le nouveau
remède, d'en régler sagement les doses et l'administration, et d'en assurer le succès. A partir de ce moment, le mercure figure dans la thérapeutique au
nombre des remèdes les plus importants.

Les anciens n'ont fait aucun usage du mercure ; ils
le regardaient comme un poison, ainsi que le prouvent
certains passages de Théophraste, Pline, Dioscoride,
Galien. Les Arabes, à cause même de ses propriétés
toxiques, l'employèrent contre les poux ; puis ils vinrent à en faire usage dans certains ulcères, dans la
lèpre. L'exemple des Arabes fut suivi plus tard par
quelques médecins européens, parmi lesquels se trouvent Bernard Gordon, Guy de Chauliac, Arnaud de
Villeneuve. On connaissait déjà à cette époque un
grand nombre d'onguents, dont le plus commun était
le fameux *onguent sarrasin*. Guy de Chauliac même
avait déjà observé la salivation, et proposé un garga-
risme pour la combattre. Au rapport de Thomas Gensana [1], Alsaharavius aurait observé, au XIᵉ siècle,

---

[1] A. Mathias; *Del morbo mercuriale vers. Ital. da Gensana*. Milano,
1838, pag. 94.

des cas de maladies dues au mercure; et, d'après Lagneau, Paul d'Égine rapporte qu'il était employé de
son temps contre la colique et la passion iliaque. Mais
il est impossible de remonter jusqu'au premier médecin
qui l'employa dans la syphilis, et les plus grandes dissidences règnent à ce sujet dans les auteurs. C'est
ainsi que Gmelin [1] désigne J. Widman, dont l'ouvrage
aurait paru en 1497, Swédiaur, Pierre Pinctor (1500),
tandis que le plus grand nombre fait honneur de la
découverte à Bérenger de Carpi ou à Jean de Vigo. Ce
qu'il y a de plus probable, c'est qu'au commencement,
plusieurs médecins ont dû se servir en même temps
du mercure, et que plus tard Bérenger et J. de Vigo
auront fait connaître des méthodes rationnelles et sûres
pour en répandre et en régler l'usage.

Depuis lors, les médecins de toutes les époques se
sont attachés à rendre justice à l'efficacité du mercure,
et il n'est pas jusqu'à ses ennemis les plus acharnés qui,
par leurs écrits ou leur pratique, n'aient contribué à
accroître sa vogue. Nous n'en finirions pas si nous voulions seulement rapporter les traits les plus saillants des
éloges qu'on s'est plu à lui prodiguer, et de la justice
qu'on a cru devoir lui rendre. Astruc l'appelle *un
remède divin* [2]; Swédiaur le proclame le *remède sou-*

---

[1] Gmelin; *Apparatus medicaminum*, tom. VIII, pag. 24.
[2] Astruc; Traité des maladies vénériennes, traduit par Louis,
1777, préf., pag. 34.

verain pour la guérison de la syphilis [1]; Lagneau parle de sa supériorité comme d'une *vérité devenue un axiome médical que chaque instant confirme* [2]; Gardane dit que le *mercure est, de tous les antivénériens, le plus sûr, le mieux connu, le vrai spécifique* [3]; Hunter et Cullerier ne tarissent pas en éloges sur son compte. Nous en laissons, et des meilleurs; car pour les nommer tous, il nous faudrait nommer presque tous les médecins connus depuis quatre siècles. Mais à côté de ces bons et justes témoignages, que de re-proches! que d'accidents dus à une administration aveugle attribués au mercure lui-même! Nous aurons à nous prononcer bientôt sur leur réalité et sur les moyens de les prévenir et de les annuler; pour le moment, reconnaissons avec le plus grand nombre, et notamment avec Gardane, le syphiliographe populaire, que tous ces *épouvantails* n'ont été *imaginés que pour en imposer aux simples et pour rebuter les personnes timides, en un mot pour faire valoir de prétendus secrets* [4].

Le mercure a été administré à l'intérieur et à l'extérieur.

---

[1] Swédiaur; Traité complet sur les symptômes, les effets, la nature, et le Traitement des maladies syphilitiques, 2 vol., 1798, tom. II, pag. 32.

[2] Lagneau; *loc. cit.*, tom. II, pag. 210.

[3] Gardane; Recherches sur les différentes manières de traiter les maladies vénériennes, 1 vol., 1774, pag. 49.

[4] Gardane; *loc. cit.*, pag. 55.

1° MERCURE A L'EXTÉRIEUR.

Administré à l'extérieur, le mercure a été employé, soit en vue d'un traitement local, soit en vue d'un traitement général. Ce n'est que sous ce dernier rapport que nous devons le considérer. Les moyens mis en usage ont été les frictions, les fumigations, les simples applications sur la peau, les lavements, les lotions, les bains. Par chacun de ces moyens, on a tenté d'introduire dans l'économie les préparations mercurielles de toutes sortes.

Frictions mercurielles. — Faites avec un onguent composé de mercure métallique et d'axonge, les frictions constituent certainement le plus ancien mode d'administration du mercure; l'usage s'en est longtemps prolongé, et de nos temps encore elles sont loin d'être totalement rejetées. Dirigé avec intelligence et atten- tion, *prudenter à prudente*, comme dit Boërhaave, le traitement par les frictions est sans contredit la voie la plus sûre et la plus certaine pour introduire dans l'économie la quantité voulue de remède sans fatiguer et sans exposer à des dangers certains des organes de la première importance; mais il faut reconnaître que ce moyen excellent est environné d'écueils et présente des inconvénients parfois insurmontables. Nous ne craignons pas d'avancer que les frictions sont à la fois

3

la cause de tout le bien et de tout le mal qu'on a pu dire du mercure. Rien n'agit mieux et plus promptement qu'elles, quand de sages précautions et de profondes connaissances médicales président à leur emploi; rien ne révolte autant et n'inspire plus d'horreur que les accidents épouvantables qu'elles font naître, lorsqu'elles sont maniées par les ignorants et les empiriques, sans règle et sans méthode. C'est pour cela qu'à toutes les époques il s'est trouvé de tristes victimes de l'ignorance, pour protester contre le poison qui les détruisait, en remplissant le monde de leurs lamentations et en produisant partout le spectacle des maux les plus dégoûtants. L'histoire du chevalier Ulrich de Hutten est connue de tout le monde; il n'est pas le seul qui se soit plaint. Mais, sans parler de ces accidents imaginaires ou tout au moins dus à l'aveuglement de ceux qui ont eu le tort de s'y exposer, il en est d'autres que les praticiens les plus instruits et les plus prudents ont observés et qui méritent d'être pris en considération. C'est ainsi qu'on a reproché aux frictions avec l'onguent mercuriel de produire une trop prompte et trop forte salivation, des maladies de la peau, des troubles dans les fonctions nerveuses, la consomption, la mort même; des inconvénients d'un autre ordre ont été reprochés aux frictions : ce sont la malpropreté qu'elles entraînent, l'impossibilité de reconnaître la quantité de remède absorbée, l'impossibilité de garder un secret souvent nécessaire au bonheur et à la paix des familles.

Pour ce qui est des accidents du premier genre, nous n'en voyons pas qui soient spéciaux aux frictions en particulier , et nous nous réservons d'en parler dans un chapitre distinct, où nous traiterons des dangers de la médication mercurielle en général. Deux cependant semblent plus communément dus aux frictions; nous voulons parler de l'éruption cutanée et de la salivation. La salivation, que nous regardons justement aujourd'hui comme un inconvénient à éviter, ayant été, au contraire, longtemps recherchée, on comprend que jusqu'à une époque qui n'est pas bien éloignée de nous, cet accident, loin de faire abandonner les frictions, ne devait pas peu contribuer au contraire à en maintenir l'usage; mais depuis l'heureuse impulsion des médecins de Montpellier, depuis Chicoyneau, il n'est plus permis de chercher à provoquer la salivation, et s'il se trouve une préparation qui, aussi innocente que les frictions pour le reste, mette de plus à l'abri de cet accident, la préférence ne saurait lui être refusée. Or, cette préparation existe, et voilà pourquoi on n'a plus recours aux frictions que dans certains cas particuliers; mais toujours on cherche à s'opposer à la salivation par des précautions et des moyens nombreux et variés. Quant à l'éruption cutanée, on comprend qu'elle soit plus fréquente dans les frictions que dans tout autre mode d'administration, surtout si la peau est déjà irritée ou très-délicate, comme chez les femmes et les enfants.

Il faut avoir soin alors de choisir une pommade fraîchement préparée, d'entretenir la plus grande propreté,
de ne pas faire les frictions sur la même partie, de
les espacer convenablement, et avec de la prudence et
de l'attention on parvient aisément à obvier à cet accident, qui dès-lors n'en est plus un.

Les reproches faits aux frictions au sujet de la malpropreté dans laquelle elles laissent le malade et de
l'impossibilité, soit de déterminer les doses absorbées,
soit de se prêter à un secret souvent indispensable,
sont très-fondés, les derniers surtout. On a beaucoup parlé de la malpropreté dans laquelle les frictions laissent le malade : cela devait être ainsi dans
les premiers temps où une pratique erronée défendait
de changer de vêtements pendant toute la durée du
traitement; mais de nos jours, nous avons vu employer les frictions mercurielles pour d'autres maladies que la syphilis, nous les avons parfois prescrites
nous-même, et jamais nous n'avons vu la moindre
malpropreté; les plus simples précautions, une seule
feuille de papier étendue sur la partie enduite d'onguent, suffisent pour annuler un inconvénient dont on
aurait tort de faire cas. Il n'en est plus de même de
l'impossibilité d'apprécier les doses du médicament
qu'on introduit dans l'économie, et de se prêter au
maintien d'un secret que, comme à tout le monde, il
nous a été donné de juger nécessaire. Ce sont là vraiment deux motifs qui nous feront toujours rejeter

l'emploi des frictions, au moins dans la grande majorité des cas ; car nous nous garderions bien d'établir
un exclusivisme absolu, et de nous priver d'un moyen
fort précieux, du reste, à beaucoup d'égards, et qu'on
peut se trouver forcé d'employer dans certaines circonstances.

Il n'entre pas dans notre sujet de faire connaître
toutes les modifications apportées aux frictions mercurielles, dans le but d'assurer leur effet curateur ou
de diminuer leurs inconvénients ; mais nous devons
mentionner les préparations que certains praticiens
proposèrent avant de commencer les frictions et auxquelles ils tenaient beaucoup. Nous n'en connaissons
pas qui en prescrivent autant et avec plus de rigueur
que Fabre [1] ; d'autres en font une loi, sans y insister
autant ; et enfin quelques-uns, au nombre desquels
nous regrettons de devoir mentionner Sydenham [2], les
rejettent complètement. Après les préparations viennent les précautions dont il font entourer le traitement même, et qui consistent dans la continuation des
bains et des purgatifs qui ont déjà servi dans la préparation, dans le régime, le séjour à la chambre,
l'exposition à une température chaude, etc., etc.

---

[1] Fabre ; Traité des maladies vénériennes, 1782, pag. 329.
[2] Sydenham ; Œuvr. de méd. prat., édit. de Baumes, tom. II,
pag. 252.

Jusqu'à Chicoyneau, on administra les frictions en vue de provoquer la salivation, qu'on regardait comme critique par rapport au virus et qu'on supposait entraîner au dehors les impuretés morbifiques ; mais depuis le médecin de Montpellier les frictions se firent d'après deux méthodes distinctes. Dans l'une, celle de Boërhaave, on recherchait la salivation ; dans l'autre, appelée méthode *par extinction,* on s'efforçait d'éviter cet accident. Assurément la seconde méthode est préférable, et si nous nous trouvons dans la nécessité de faire usage des frictions, ce sera bien celle que nous suivrons ; mais la méthode d'extinction n'en est pas moins la méthode des frictions ; comme telle elle représente tous les inconvénients rattachés à celles-ci, et pour notre compte nous n'y aurons recours qu'à la dernière extrémité. Quoi qu'il en soit, la méthode des frictions a rendu des services signalés ; jusqu'à Van-Swiéten elle est demeurée supérieure à tous les autres modes d'administration du mercure, et même depuis elle a mérité les préférences des deux plus grands syphiliographes du siècle dernier, Astruc et J. Hunter.

Nous ne pouvons laisser passer sans les mentionner certains procédés que quelques médecins ont voulu introduire dans la méthode des frictions. C'est ainsi que Peyrilhe a vanté les frictions limitées à la muqueuse du gland et du prépuce, et que Scatigna a proposé d'appliquer l'onguent mercuriel dans le creux axillaire, de manière à faire ce qu'il appelait un *trai-*

tement mercuriel par application. L'avantage de ce
procédé était d'éviter la malpropreté et de donner jusqu'à un certain point la mesure de la quantité de mercure absorbé.

Pendant longtemps on ne connut que les frictions
faites avec l'onguent mercuriel ; à la fin du dernier
siècle, un médecin napolitain, Cirillo, ennemi du sublimé corrosif à l'intérieur et reconnaissant cependant
les inconvénients des frictions ordinaires, imagina de
les faire avec une pommade de sublimé qu'il appliquait
à la plante des pieds. L'auteur en interdit formellement l'usage dans les cas compliqués de cachexie et
de scorbut, et donne différentes règles destinées à
favoriser le succès et à prévenir les accidents [1]. D'a-
près Astruc, quelques auteurs font remarquer qu'a-
vant Cirillo, A. Bolognini, Mathiole, Augier Ferrier, Cortillo, avaient mêlé du sublimé corrosif à
l'onguent mercuriel ; mais Cirillo est le premier qui
ait fait usage d'une pommade dans laquelle il n'entrait
d'autre préparation mercurielle que le sel en question.
Lagneau a expérimenté lui-même la méthode de Cirillo : le résultat a été le plus souvent nul, parfois
même il a eu à regretter des excoriations fâcheuses [2].

Le sublimé corrosif n'est pas, après l'onguent mercuriel, la seule préparation qu'on ait cherché à intro-

---

[1] Cirillo; *Osserv. pratiche intorno alla lue veneria*, 1786.
[2] Lagneau; *loc. cit.*, tom. I, pag. 513.

duire dans l'économie par la peau ou les muqueuses.
Un médecin anglais, Clare, a proposé un traitement
qui consiste à faire des frictions sur la face interne
des joues avec du calomel en poudre. C'est un moyen
inutile et dangereux, à cause même de la faible vertu
antisyphilitique du calomel et de son extrême tendance
à produire la salivation ; il n'est donc pas étonnant
que tous les médecins l'aient rejeté et que les efforts
d Brachet pour le faire revivre soient demeurés infructueux.

Fumigations. — Les fumigations constituent un
mode d'administration du mercure certainement aussi
ancien que le traitement par les frictions. Au rapport
d'Astruc, Hippocrate lui-même s'en serait servi
contre certaines maladies, et d'après le même auteur
Ange Bolognini, J. Catanée et N. Massa seraient les
premiers qui les auraient introduites dans le traitement de la vérole [1]. Tant qu'on n'a pas pris la précaution de s'opposer à l'introduction des vapeurs
mercurielles dans les voies respiratoires, les fumigations n'ont été qu'un moyen dangereux contre lequel
les médecins de tous les temps se sont fortement
élevés. Malgré les perfectionnements que firent naître
ces justes réclamations, les fumigations étaient depuis
longtemps oubliées, lorsque dans le siècle dernier ;

[1] Astruc; *loc. cit.*, liv. II, pag. 177.

un empirique, nommé Charbonnier, tenta de les faire
revivre, et de se faire avec elles une immense fortune ;
comme il ignorait les précautions sans lesquelles les
fumigations font courir au malade imprudent les plus
graves dangers, Astruc, nommé par le Gouvernement
pour juger le remède prétendu nouveau, se prononça
contre lui et les fumigations furent de nouveau oubliées.
Les médecins de l'époque ne tarissent pas de reproches contre Charbonnier, et il est vraiment intéres-
sant de voir avec quelle rigueur le traite Gardane [1].
Les fumigations furent reprises plus tard par Lalouette ;
mais ce médecin le fit avec méthode et à l'aide d'un
appareil imaginé par lui et dans lequel la tête et les
voies respiratoires étaient soustraites à l'influence des
vapeurs mercurielles. Beaucoup d'auteurs ont essayé
de faire usage des fumigations ; mais, sans les mettre
complètement de côté, on convient cependant de ne
les employer que contre certains cas particuliers et
plutôt comme traitement local que comme traitement
général [2]. Les fumigations ont été le plus souvent
faites avec du cinabre ; cependant on a employé aussi
les oxydes de mercure, le calomel, le mercure métallique lui-même, mélangé avec d'autres substances.

L'usage des fumigations pour le traitement local de

---

[1] Gardane ; *loc. cit.*, pag. 78.
[2] Swédiaur ; tom. II, pag. 224. — Gardane, pag. 80. — Gibert ;
Manuel des maladies vénériennes, pag. 568. — Lagneau, tom. I,
pag. 534.

certains symptômes syphilitiques est assez répandu de nos jours, et les appareils destinés à en faciliter l'application ne manquent pas. Dans ces derniers temps, MM. Paul Bernard et Charles Widmann ont conseillé comme topique, pour les ulcérations des voies respiratoires, l'emploi de cigarettes dans la composition desquelles il entrait du sublimé corrosif [1]; et plus récemment encore, M. Leclerc a fait connaître la manière dont les Kabyles combattent les maladies syphilitiques ; le traitement consiste principalement en des fumigations faites avec du mercure métallique associé à des sels de cuivre [2].

Applications simples sur la peau. — Dans cette méthode, on peut ranger les divers emplâtres proposés par Ange Bolognini et par Jean de Vigo. Nous comprenons les services que ces moyens peuvent rendre comme simples topiques et en vue de faire un traitement purement local ; mais, ainsi que la plupart des syphiliographes, il nous répugne de les employer comme traitement général. Avec Michel Cullerier et bien d'autres, on est en effet obligé de reconnaître aux emplâtres beaucoup d'inconvénients. Ainsi que les frictions, ils entraînent la malpropreté, provoquent facilement la salivation, et ne permettent pas d'apprécier

[1] Gazette des hôpitaux, avril 1843, pag. 187.
[2] Union médicale, 1859, tom. I, pag. 148.

la quantité de mercure absorbé ; de plus que les frictions, ils occasionnent un prurit souvent intolérable,
et ils mettent dans le même temps en contact avec la
peau une trop grande quantité de mercure. C'est donc
un moyen trop incertain et trop incommode ; il ne faut
pas s'étonner s'il est aujourd'hui complètement oublié.

A côté des emplâtres, on peut bien placer les corsets
dont parle Michel Cullerier[1] : c'était du mercure métallique renfermé entre deux peaux de mouton dispo-
sées en corset et piquées comme une *courte-pointe* :
on appliquait ces corsets sur la peau et on les faisait
porter pendant deux ou trois mois ; les mouvements,
la chaleur du corps, la sueur, devaient diviser le métal
et le rendre susceptible d'être absorbé. D'après ce
qui vient d'être dit des emplâtres, il est facile de voir
ce que l'on doit penser de ces corsets ; aussi Cullerier
les ménage-t-il peu , et la pratique les a-t-elle complètement mis de côté.

Lavements. — Vantés par les uns , décriés par les
autres, les lavements sont à peine employés aujour-
d'hui : les auteurs classiques ne les mentionnent même
pas. On les préparait avec du sublimé corrosif. Gardane
les repousse en leur reprochant d'occasionner des tranchées, des épreintes, des chutes du rectum, et parce
qu'il faut les garder un certain temps[2]. De Horne,

[1] Cullerier ; *loc. cit.*, pag. 468.
[2] Gardane ; *loc. cit.*, pag. 144.

tout en leur faisant à peu près les mêmes reproches que Gardane, loue beaucoup leur efficacité contre certains symptômes de la vérole, notamment contre les gonorrhées, et il ne manque pas de les associer aux autres moyens quand, parmi les symptômes révélateurs de la syphilis, se trouve une gonorrhée rebelle [1]. Lagneau se garde aussi de les rejeter complètement, et il les croit utiles lorsque l'état des organes ne permet pas l'administration du mercure par la peau ou par l'estomac [2].

Lotions et bains mercuriels. — Augier Ferrier est, au rapport d'Astruc, le premier qui ait fait usage de lotions mercurielles pour le traitement de la syphilis ; l'emploi des bains est au contraire plus moderne. Aux inconvénients reprochés aux frictions, ces moyens joignent l'impossibilité de pouvoir être employés comme traitement général. Les lotions comme les bains se font ordinairement avec du sublimé corrosif. On aurait tort de les rejeter complètement, car, ainsi que le dit de Horne, on peut y recourir lorsque les autres moyens n'ont pas réussi, lorsque la peau est *fortement dégradée par le virus*, quand il y a surexcitation nerveuse, etc., etc.

[1] De Horne ; Observ. sur les différ. méth. merc. dans les mal. vénér., tom. I, pag. 201 et 445.
[2] Lagneau ; *loc. cit.*, tom. I, pag. 534.

2° MERCURE A L'INTÉRIEUR.

L'opinion généralement acceptée partout, qui faisait du mercure un poison des plus dangereux, fut cause que de longtemps on n'osa l'administrer à l'intérieur, de crainte qu'il ne produisît des accidents mortels, et que même par *sa pesanteur il ne perçât les intestins* [1]. P.-A. Mathiole, de l'aveu de tous, est le premier qui ait osé introduire le mercure dans les voies digestives. Ses premiers essais furent faits avec une préparation trop active, l'oxyde ou précipité rouge de mercure : ils s'accompagnèrent de quelques accidents, attirèrent au louable téméraire l'animosité des médecins, et bientôt on y renonça. Mais l'impulsion était donnée, le grand pas était fait, et si on renonçait au précipité rouge, on ne renonçait pas à se servir des voies digestives pour introduire le mercure dans l'économie. C'est ainsi que l'on vint à essayer les pilules faites avec l'onguent mercuriel. Les premières connues furent les fameuses pilules de Barberousse, que le roi François Ier aurait reçues de ce corsaire et employées sur lui-même. Puis vinrent les pilules de Belloste, le mercure gommeux de Plenck, les pilules de Sédillot, etc., etc.; toutes préparations qui ne contiennent que du mercure métallique simplement divisé.

[1] Astruc, liv. II, pag. 160.

Les pilules de Barberousse, dont Jérôme Doumont, médecin de la cour du roi François Ier, fait connaître la formule, se composaient de principes purgatifs, de mercure cru, de musc et d'ambre gris. Elles eurent quelque vogue, bien que Rondelet eût fait connaître que le premier chrétien qui en avait pris était mort subitement.

Les pilules de Belloste se rapprochent beaucoup des précédentes ; mais, comme celles-ci, elles offrent l'inconvénient de produire promptement la salivation et de déterminer des évacuations qui opèrent trop vite l'expulsion du remède, de sorte qu'on ne peut trop compter sur leur usage.

Les préparations de Plenck constituent un moyen précieux pour certains cas, car ce sont assurément les préparations les plus douces et les plus innocentes quand on sait s'en servir, les meilleures dont on puisse faire usage chez les personnes affaiblies ou à tempérament délicat. Ces préparations consistent en une suspension de mercure métallique dans un véhicule gommeux, mais ce n'est pas une dissolution véritable comme le voulait leur auteur : on les donne en sirop, en liqueur ou en pilules.

Les pilules de Sédillot se composent d'onguent mercuriel et de savon médicinal. Vers la fin du dernier siècle, Terras appela également l'attention sur des pilules qu'il proposait de faire avec de l'onguent mercuriel et de la mie de pain. De même que les précédentes, ce sont certainement de bonnes et utiles préparations, mais leur emploi demande les plus grandes précautions; car, comme tout ce qui introduit dans l'économie du mercure métallique, elles excitent facilement la salivation, quoi qu'en veuillent dire leurs auteurs.

Après le mercure cru, il n'est pas de composé de ce métal qu'on n'ait tenté d'administrer à l'intérieur dans le traitement de la syphilis : oxydes, chlorures, sulfures, iodures, les différents sels, tout a été essayé; le succès n'a pas été le même pour tous ces composés, et on peut dire qu'aujourd'hui il n'y a guère que les chlorures et les iodures qui soient employés. Nous nous croyons donc autorisé à laisser de côté l'étude de ces nombreuses préparations et de ces mille formules, qui ne sauraient trouver place dans un travail aussi restreint que le nôtre, pour ne parler que des plus importantes.

CHLORURES.

Protochlorure ou calomel. — Les anciens ont fait un certain usage du calomel comme antisyphilitique; à cause de son insolubilité, il le donnaient en pilules. Au commencement de ce siècle, Clare le conseilla en frictions, ainsi que nous l'avons déjà dit (page 32); mais aujourd'hui le calomel n'est plus employé comme antisyphilitique, parce qu'on a remarqué qu'il possède cette vertu à un faible degré et que, de toutes les préparations mercurielles, il n'y en a aucune qui provoque aussi rapidement la salivation. Quand on veut l'employer, il faut toujours éviter de le mettre en présence des substances susceptibles de fournir du chlore et de le faire passer à l'état de bichlorure.

Bichlorure de mercure ou sublimé corrosif. — Nous arrivons au remède qui constitue aujourd'hui la préparation la plus employée, et qui avec les frictions mercurielles a partagé le vaste champ de la thérapeutique de la syphilis. Employé d'abord par Basile Valentin, qui le donnait en pilules avec la thériaque, puis par Rich. Wissemann, Hoffmann, Boërhaave, c'est dans les mains de Van-Swiéten que le sublimé corrosif a conquis sa grande célébrité. On a contesté avec juste raison à Van-Swiéten l'honneur d'une découverte qu'il tenait de son maître Boërhaave et surtout de son ami Sanchez, qui prétend lui avoir fait connaître l'emploi qu'on faisait de ce remède en Sibérie. Cependant Van-Swiéten n'en est pas moins celui qui a le premier tracé les règles de son administration, et ce n'est que par lui que l'usage en est devenu commun.

Le sublimé corrosif a longtemps été l'antagoniste des frictions. On trouvait celles-ci douces et innocentes, et l'on reprochait au sublimé une activité trop grande, la production des plus terribles accidents ; c'était le poison le plus violent : *tot prœstant virosœ hujus salis acrimoniœ exempla, ut, si ullum, hoc certè*

inter venena acerrima suum mereatur locum [1]. Le sublimé corrosif eut d'abord le sort des frictions : les
charlatans s'en étant emparés et l'ayant administré sans
règle et sans mesure, dans tous les âges et dans toutes les constitutions, lui ont fait rendre les plus mauvais services et lui ont suscité de grands ennemis. Les
médecins eux-mêmes ne contribuèrent pas peu au dis-
crédit de ce remède : en l'administrant craintivement,
à trop faible dose, et en négligeant d'en continuer
l'usage après la cessation des symptômes qu'il guérit
avant la diathèse, ils lui attirèrent de la part d'un
grand nombre de médecins, et de Hunter après eux,
le reproche de détruire *les effets locaux visibles sans
détruire entièrement l'action vénérienne* [2]. Cependant
la vérité ne pouvait tarder à se faire jour ; les avantages
du sublimé corrosif étaient trop nombreux et trop
grands pour laisser longtemps gain de cause à ses antagonistes et pour ne pas le rendre le remède supérieur,
à l'exclusion de tous les autres, excepté cependant dans
quelques cas particuliers où, son administration étant
formellement contre-indiquée, il faut s'abstenir de
l'employer. Le sublimé corrosif donné à l'intérieur
présente en effet sur les frictions mercurielles l'immense avantage de ne pas entretenir la malpropreté,

[1] Gmelin; *loc. cit.*, pag. 241.
[2] Hunter; Traité des maladies vénériennes, 1re édit., traduction
Richelot, pag. 606.

de ne pas provoquer la salivation, de se prêter au
secret: or, ce sont là les graves inconvénients reprochés aux frictions, inconvénients que les plus habiles
et les plus sages n'ont pu éviter, et contre lesquels on
avait toujours cherché à se mettre en garde. Il n'est
donc pas étonnant que le sublimé corrosif l'ait em-
porté, que les frictions ne soient plus devenues après
lui qu'un moyen secondaire, et que le plus grand
nombre des médecins les aient abandonnées.

Les partisans du sublimé se sont dès-lors occupés
d'en répandre l'usage, d'en préciser le mode d'administration, de bien faire connaître les circonstances
qui devaient détourner de son emploi et les divers
moyens d'en assurer le succès. Après Van-Swiéten,
Gardane et de Horne sont ceux qui ont cherché à le
faire accepter en France, et ils ont donné à ce sujet
des règles vraiment sages et utiles. Puis sont venus
Cullerier, Dupuytren, Lagneau et tous les syphiliographes de nos jours, qui en ont tous usé largement
jusqu'à ce que l'entraînement vers les préparations
iodées ait fait naître les iodures de mercure, et surtout
le proto-iodure, qui est *très-puissant et qui est appelé*
à dominer la thérapeutique des maladies syphilitiques
concurremment avec l'iodure de potassium [1]. Nous verrons plus tard ce qu'il en faut penser, lorsque nous
nous occuperons des cas qui réclament l'emploi des

---

[1] Trousseau et Pidoux; *loc. cit.*, pag. 215.

iodés. Pour le moment, nous affirmons que le sublimé
corrosif, loin de disparaître de la thérapeutique de la
syphilis, ne cédera la place au proto-iodure que dans
certaines circonstances, et qu'il restera toujours au
rang des plus puissants et des plus sûrs moyens de
combattre la syphilis dans la grande majorité des cas.

Ce dont il faut savoir tenir compte dans l'administration de ce remède, ce sont les dangers signalés par
ses défenseurs mêmes et la propriété de dissiper promptement les symptômes, de manière à faire croire à
une guérison complète alors que le mal, simplement
endormi, subsiste encore et s'éveillera tôt ou tard.
Il faudrait donc s'abstenir dans le cas où l'économie
serait par trop débilitée; dans ceux où les organes
digestifs étant surexcités d'une manière quelconque,
il pourrait en résulter les troubles les plus regretta-
bles; dans ceux enfin où une administration antérieure
serait demeurée inefficace, parce qu'alors il y a peu
d'espoir qu'on réussisse mieux que dans les premières
tentatives, et parce que, suivant Swédiaur, le sublimé
corrosif laisse souvent l'estomac si irritable, que l'usage
en devient impossible pour le reste de la vie [1]. Dans
tous ces cas, on doit employer les frictions, ou bien,
si on le peut, les pilules de mercure simplement
divisé. L'autre écueil qu'il faut connaître et éviter,
c'est la brusque disparition des symptômes. La règle

---

[1] Swédiaur; *loc. cit.*, tom. II, pag. 210.

est de ne pas s'en laisser ici imposer par les apparences, et de continuer l'usage du sublimé après cette
cessation. Mais combien de temps faudra-t-il continuer
encore le remède? Voilà une question qui se présente
naturellement et à laquelle on a répondu de diverses
manières. Gardane veut que l'on continue pendant
un temps égal à celui qui a été nécessaire pour la
disparition des symptômes [1]. Lagneau prescrit de
*continuer le traitement avec toute la régularité possible
et aussi longtemps que leur nature et leur ancienneté*
(des symptômes extérieurs) *l'auront fait juger nécessaire dès le principe* [2]. M. Ricord prend pour guide de
l'administration du mercure ses effets curatifs mêmes.
Ainsi, dit-il, *tant qu'une dose amende le symptôme que
l'on combat, il faut s'y tenir et ne l'augmenter qu'au moment où son efficacité cesse* [3]. La pratique de M. Ricord
expose à *ne pas continuer le remède* après la cessation
des symptômes ; le conseil de Gardane nous paraît
trop absolu et trop *positif*. Nous préférons donc suivre
celui de Lagneau, et avec lui nous aimons bien
laisser une certaine latitude à l'intelligence du praticien, au lieu de l'enchaîner à une règle fixe et invariable.

Le sublimé corrosif a été administré en pilules, en

---

[1] Gardane ; *loc. cit.*, pag. 129.
[2] Lagneau ; tom. II, pag. 26.
[3] Ricord ; Traité des maladies vénériennes, 1838, pag. 628.

lotions, en frictions, en bains, et de mille autres
manières, quand on a voulu l'employer dans le but
d'opérer une action purement locale.

Basile Valentin, celui qui le premier l'administra
à l'intérieur, le donnait mélangé avec la thériaque;
Turner le donna en solution alcoolique; Richard Wisemann le donna en 1676 dissous dans l'eau de fon-
taine; Hoffmann et Boërhaave préférèrent l'eau distillée; enfin, Van-Swiéten le préconisa dans la célèbre
liqueur qui porte son nom et qui, dans le principe,
était une solution alcoolique faite avec de l'alcool de
grain. Paracelse lui-même aurait connu et employé le
sublimé corrosif, et Michel Cullerier croit le reconnaître au milieu des remèdes et des arcanes du fameux
médecin alchimiste.

Aujourd'hui, le sublimé est employé en pilules ou
bien en solution, et cette solution conserve encore le
nom de *liqueur de Van-Swiéten*, bien qu'elle soit tout
à fait différente de celle qu'employait le célèbre médecin de la cour de Marie-Thérèse.

Les anciennes pilules de sublimé corrosif étaient
faites avec de la mie de pain; Cullerier et Lagneau
leur reprochent de se durcir trop, de ne pas se fondre
dans l'estomac, et d'être le plus souvent rejetées en-
tières avec les selles; c'est pourquoi ils proposent de
remplacer la mie de pain par de l'amidon, et de n'employer que des pilules fraîchement préparées. Aujour-
d'hui, on se sert de préférence des pilules de Dupuy-

tren. Ces pilules se préparent avec du sublimé corrosif, de l'extrait d'opium et de l'extrait de gayac;
chaque pilule contient un centigramme de sublimé.

La liqueur de Van-Swiéten n'était primitivement
qu'une simple solution de sublimé dans l'alcool de
grain. En France, on y substitua l'esprit de vin ; mais
comme on faisait prendre au malade une trop grande
quantité d'alcool, et que, d'après Lagneau, on
l'exposait ainsi à une sorte d'ivresse que les ennemis
du sublimé corrosif ne manquaient pas d'attribuer au
remède lui-même, on remplaça une partie de l'alcool
par de l'eau distillée. La liqueur ainsi modifiée est celle
que prescrit aujourd'hui le Codex. Nous ne voyons pas
pourquoi M. Vidal (de Cassis)[1] voudrait qu'on revînt
à l'ancienne ; il nous semble, au contraire, qu'on
pourrait bien se passer tout à fait d'alcool et n'employer que de l'eau pure, comme le voulaient Rich.
Wisemann et Bona, au rapport de Lagneau, qui
serait assez de leur avis[2]. Ce dernier auteur insiste
pour qu'on n'administre jamais la liqueur toute seule;
il prétend qu'elle occasionne aussi de fortes coliques,
et il veut qu'on ne l'administre que suspendue dans un
véhicule adoucissant, comme la tisane d'orge, de lin,
de salsepareille, en recommandant toutefois de ne faire

[1] Vidal (de Cassis); Traité des maladies vénériennes, 2ᵉ édit.,
pag. 321.
[2] Lagneau, tom. II, pag. 10.

le mélange qu'au moment même , parce que les substances végétales et organiques en général, suivant les
expériences de M. Boullay, décomposent le sublimé
en le réduisant et en le faisant passer à l'état de protochlorure. Nous sommes assez de l'avis de Lagneau ;
nous craignons même que la liqueur seule ne subisse
cette transformation indépendamment des tisanes qu'on
peut y mêler, et autant que possible nous préférons
les pilules, persuadé que plus d'une fois on donne du
calomel pour du sublimé. Pour assurer rigoureuse-
ment le dosage de la liqueur, Lagneau a imaginé
de confier aux malades une fiole graduée avec des indications précises, pour leur permettre de ne prendre
exactement que la quantité prescrite. Nous sommes
assez grand partisan du moyen de Lagneau , et nous
croyons que rien n'est plus incertain ni plus aveugle
que de donner par cuillerées , c'est-à-dire par doses
extrêmement variables, suivant la capacité de l'instru-
ment et la précision de celui qui le manie. Indépendamment des inconvénients qu'elle possède en commun
avec toutes les autres préparations mercurielles , on
peut reprocher à la liqueur de Van-Swiéten de susciter un peu plus que les autres des troubles nerveux
dans les organes digestifs, et de provoquer très-souvent
le vomissement. Nous avons effectivement pu constater ce fait dans le service des femmes syphilitiques de
l'Hôpital-Général de Montpellier, où l'on fait un grand
usage de la liqueur de Van-Swiéten. Une petite dose

de sirop diacode ou de toute autre préparation opia-
cée a toujours suffi pour prévenir le vomissement et
rendre le remède parfaitement tolérable. Cette précaution est si simple, si sûre, elle a réussi si souvent
et depuis si longtemps, qu'il n'en coûte vraiment rien
de la mettre en œuvre, et dès-lors se trouve annulé le
reproche fait à la liqueur de provoquer le vomissement.
L'eau distillée et l'alcool n'ont pas été seuls employés
pour dissoudre le sublimé corrosif; Bellet et Larrey
préféraient l'éther.

Quant à la dose à laquelle il faut administrer le
sublimé corrosif, elle est généralement d'une cuillerée
par jour pour la liqueur; mais on ne peut rien dire
d'absolu pour le nombre de pilules, parce que ce
nombre doit varier suivant la quantité de sublimé
qu'elles contiennent. Ce qu'il importe de bien connaître
et de ne jamais oublier de faire, c'est de ne pas débuter par la plus forte dose, mais, au contraire, de
procéder par une certaine gradation et de ne s'arrêter
qu'après être revenu à la dose primitive. Ce conseil
est donné par presque tous les médecins, et il est vraiment important.

IODURES.

Les iodures mercuriels étaient certainement connus
avant qu'on songeât à employer contre la syphilis les
préparations d'iode, ainsi qu'on peut le voir chez

beaucoup d'auteurs, notamment chez Michel Cullerier [1] ; mais ils étaient complètement ou à peu près
inusités. Dans ces derniers temps, lorsque les iodés
furent conseillés contre la syphilis, on tira les iodures mercuriels de l'oubli et on commença à les employer. On s'en promit merveilles : ils contenaient
les deux remèdes à la fois ; c'étaient deux armes puis-
santes dans la même main. A M. Biett revient l'honneur des premiers essais ; un véritable engouement
porta depuis les iodures mercuriels jusqu'aux nues :
les autres préparations n'avaient plus aucune valeur.

Proto-iodure. — Biett essaya d'abord le bi-iodure,
et il le donnait mélangé avec la thridace ; mais sa
grande activité et la difficulté de le manier forcèrent
le médecin de l'hôpital Saint-Louis à renoncer à son
emploi, et peu de praticiens tentèrent de faire usage
depuis d'un remède aussi actif. C'est alors qu'en son
lieu et place on s'adressa au proto-iodure. Un grand
nombre de syphiliographes modernes ont accepté la
nouvelle préparation, et ils l'emploient à l'exclusion
du sublimé corrosif ; mais ils conviennent pourtant
qu'elle est très-susceptible de produire la salivation,
et qu'elle offre le grave inconvénient d'irriter fortement
les voies intestinales et d'occasionner des coliques qui
forcent à suspendre son emploi ; il peut même arriver

[1] Cullerier ; *loc. cit.*, pag. 458.

qu'on soit *obligé, à cause de la susceptibilité des malades, de recourir à une autre préparation mercurielle,
la liqueur de Van-Swiéten, par exemple* [1]. Dernièrement M. Gibert, au sein de l'Académie de médecine [2],
reprochait au proto-iodure d'être insoluble et de provoquer par suite trop facilement la salivation, le
traitant en outre de remède infidèle, indigne de la
popularité qu'il a acquise. M. Ricord a voulu défendre
le proto-iodure des attaques de son collègue, et, entre
autres choses, il a dit que, puisqu'il provoquait la
salivation, il était encore assez soluble. M. Ricord
devrait bien nous dire si c'est à cause de sa solubilité
que le calomel est, de tous les mercuriaux, le plus apte
à produire la salivation ; mais précisément un composé
mercuriel expose d'autant plus à cet accident qu'il est
moins soluble. Le proto-iodure a été donné en pilules,
en teinture, en pommade. Les pilules sont assez nombreuses, chaque auteur ayant voulu donner sa formule.

La durée du traitement est à peu près la même que
pour la liqueur de Van-Swiéten, et les précautions à
prendre ne diffèrent pas sensiblement dans l'un et
l'autre cas. Il faut être, en outre, prévenu que l'élévation de température et la présence d'un corps susceptible de fournir de l'iode, sont deux circonstances dans
lesquelles le proto-iodure passe à l'état de bi-iodure,

[1] Gibert; *loc. cit.*, pag. 601.
[2] Gazette des hôpitaux, mars 1860, n° 35.

substance éminemment plus soluble et conséquemment infiniment plus active. Cette action doit être
bien connue, quand on veut mêler le proto-iodure de
mercure à l'iodure de potassium, comme la chose a été
faite. Nous pensons donc que le proto-iodure devra
être préféré dans les cas où il y aura indication de faire
usage des préparations d'iode ; mais nous ne comprenons pas que, dans tous les autres cas, il soit supérieur au sublimé, et nous doutons même qu'il le vaille.

Bi-iodure. — Après ce que nous venons de dire
du proto-iodure, il nous reste peu de chose à ajouter
du bi-iodure. Nous avons vu Biett l'employer d'abord,
puis l'abandonner à cause de ses dangers. Mais s'il
n'a pas été employé seul, il n'en a pas été de même
quand on est venu à le combiner à l'iodure de potassium. Dans cet état, il est devenu un remède précieux,
et il faut bien lui rendre justice : on ne saurait employer de meilleure préparation, lorsqu'il y a indication de donner à la fois du mercure et de l'iodure de
potassium. Ces deux iodures sont positivement faits
pour se combiner, et pour donner un produit analogue
au chloro-sel résultant de la combinaison du perchlo-
rure d'or et du chlorure de sodium (*chlorure double
d'or et de sodium*), dans lequel le premier joue le
rôle d'acide et le second le rôle de base. On sait aussi
combien ce chloro-sel est plus facile à manier que le
chlorure d'or seul. Il en est absolument de même de

l'iodure double de mercure et de potassium, substance, nous aimons à le redire, véritablement pré-
cieuse. Cet iodo-sel se donne en potion ou en pilules
(Puche), ou bien en sirop (Gibert et Boutigny). Il
est inutile de faire remarquer qu'on ne saurait remplacer ici le bi-iodure par le proto-iodure, parce que
la combinaison ne devant se faire qu'autant que le
proto-iodure passerait à l'état de bi-iodure, cette transformation aurait réellement lieu. Nous reviendrons
du reste sur ce composé.

En parlant des frictions, des fumigations, des emplâtres, des lavements, des bains, pour l'usage externe ; du mercure métallique, des chlorures et des
iodures pour l'usage interne, nous croyons avoir fait
connaître à peu près toutes les préparations généralement employées aujourd'hui, et dans tous les cas
nous sommes certain d'avoir passé en revue les plus
importantes. Mais elles sont loin d'être en si petit
nombre ; les plus vastes traités suffiraient à peine
pour les faire connaître toutes, et nous sommes forcé
de renoncer à en donner seulement le nom. Toutes les
préparations connues de mercure ont été administrées
dans toutes les combinaisons possibles. Quelques-unes
sont dangereuses et méritent un oubli presque complet, d'autres jouissent de propriétés antisyphilitiques
fort contestées, et il en est un bien petit nombre qui
puissent soutenir un parallèle sérieux avec celles que

nous avons fait connaître. Cependant, on aurait tort
de les abandonner complètement, car on les a vues
parfois réussir dans des cas où d'autres avaient échoué,
et il est fort heureux que le praticien puisse varier à
son gré, dans l'intérêt du malade et de l'art. Du nombre des remèdes dont nous parlons, sont : les bromures, les cyanures, les oxydes, les sulfures , les
différents sels, tels que : le *mercure soluble d'Hahnemann* (azotate ammoniaco-mercuriel insoluble), *les
pilules de Keyser* (acétate de mercure), *le sirop de
Bellet, les pilules de Zeller* (azotate neutre de mercure), *les gouttes de Ward, l'essence mercurielle de
Charras, le remède du duc d'Antin, celui du Capucin*
(nitrate acide de mercure), *les poudres de Black, de
Gervais Uçay*, etc., etc.

§ 3. Mode d'action du mercure dans la syphilis.

Beaucoup de médecins, peu partisans des théories
et ne s'en tenant strictement qu'à ce qu'apprend l'observation, se sont contentés de constater l'efficacité
du mercure dans la syphilis, sans chercher à vouloir
s'expliquer le mystère de l'action au moyen de laquelle il opère la guérison. Un grand nombre d'autres
au contraire ont voulu soulever le voile; mais toutes
les fois qu'on veut expliquer ce qui est inexplicable,
et qu'on veut approfondir ce qui est impénétrable, on
prend une peine inutile; et c'est ce qui est arrivé aux

théoriciens, aux *positivistes*, qui ont prétendu connaître par quelle voie le mercure arrivait à opérer la guérison de la syphilis. Chaque système,
chaque doctrine a voulu donner sa théorie, et cette
théorie a passé avec le système, avec la doctrine qui
l'avait enfantée, comme passeront également toutes
celles que créeront les doctrines, les systèmes futurs;
jusqu'à ce que l'entente se fasse dans la science, jusqu'à ce que la seule vérité brille partout, et la confusion tombe.

Mais laissons de côté les opinions qui veulent
que le mercure agisse par sa pesanteur, par son
action délayante sur le sang et la lymphe (Astruc);
par son acidité ou son alcalinité ; par son action
toxique sur le virus syphilitique; par sa force de sti-
mulation propre (Hunter); par la modification, la
destruction ou l'élimination qu'il procure du virus
(Lagneau); par une augmentation d'absorption des
ulcères syphilitiques; par l'oxygène dont il n'est en
quelque sorte que le vecteur (Swédiaur); par la production d'une maladie qui effacerait la maladie syphilitique, etc., etc.

Nous en laissons, et des plus fameuses : le temps
a passé sur elles, l'expérience et le bon sens en ont
fait justice. A quelques-unes de ces théories s'attachent
cependant les plus grands noms. Astruc a soutenu
énergiquement que le mercure guérit la vérole en dé-
layant la masse du sang et de la lymphe épaissie par

l'action du virus vérolique[1]. Swédiaur, tout en accep-
tant que le mercure agit par ses propriétés chimiques,
veut que sa vertu curative ne soit due qu'à l'oxygène
qu'il introduit dans l'économie. Il cite à ce sujet les
expériences de Fourcroy, de Girtanner, de W. Scott
à Bombay, d'Alyon, de W. Cruikshank, dont il ac-
cepte les témoignages ; et, tout en émettant le vœu
qu'on trouve de nouvelles preuves en faveur de l'oxygène, il déclare que le mercure seul ne peut guérir et
n'a jamais guéri[2]. Si l'on vient à lui demander comment agissent les frictions et les pilules d'onguent
mercuriel, il répond qu'on aurait bien tort de croire
que dans ces préparations le mercure existe à l'état
métallique, pendant qu'il s'y trouve à l'état d'oxyde;
ce qui n'est vrai qu'en partie, car s'il est certain
qu'on ne puisse jamais retrouver dans l'onguent mercuriel toute la quantité de métal qu'on y a mise, on en
trouve encore une assez bonne portion. J. Hunter, se
demandant comment le mercure peut opérer la guérison de la syphilis, trouve que ce remède ne peut agir
que de trois manières : 1º en détruisant le virus;
2º en l'expulsant; 3º en produisant une irritation qui
agit en sens inverse de celle que cause et qu'entretient
le virus. Ce ne peuvent guère être ces trois choses à la
fois; c'est pourquoi J. Hunter prend un moyen terme

[1] Astruc; *loc. cit.*, liv. II, pag. 219.
[2] Swédiaur; tom. II, pag. 272.

et dit que le mercure agit en vertu de *sa force de sti-*
mulation propre [1]. Michel Cullerier dit que le *mercure*
est évidemment le spécifique de la syphilis , comme le
soufre est le spécifique de la gale ; l'un et l'autre dé-
truisant le principe du mal. Dans la gale , le soufre
tue l'acarus ; dans la syphilis, le mercure tue le virus [2].
Cullerier semble établir une assez belle analogie entre
la gale et la syphilis, et chacun trouverait qu'on ne
peut guère demander davantage ; mais le grand syphiliographe n'a garde de s'en contenter, et avec Chaptal
il espère bien qu'un jour on découvrira des insectes
dans les chancres et les pustules. Cullerier sentait
son siècle ; on sait s'il devina juste : les parasites à
camphre, les vibrions et les tricomonas du microscope
n'ont effectivement pas manqué. Quoi qu'il en soit de
ces opinions surannées et tout à fait passées de mode,
tous ceux qui emploient aujourd'hui le mercure se
bornent à dire qu'il agit comme spécifique de la vérole. Mais qu'on ne demande pas la signification
explicite de ce mot *spécifique* , car alors les dissidences
recommencent et la confusion renaît.

Nous n'en voulons pour preuve que ce qu'en dit
M. Trousseau : c'est pour lui faire le procès, que ce
grand Maître veut bien parler de la spécificité ; mais
si , malgré tout le danger qu'il peut y avoir pour

[1] Hunter ; *loc. cit.*, pag. 601.
[2] Cullerier ; *loc. cit.*, pag. 461.

nous à nous mettre en opposition avec une si puissante autorité, on nous permet de discuter l'opinion
de M. Trousseau, nous croyons pouvoir démontrer
que ses arguments peuvent bien détruire la *spécificité*
entendue dans un certain sens, mais qu'ils la laissent
subsister dans l'acception que lui donnent quelques
médecins, l'École de Barthez tout entière. Ce sera
prouver en même temps qu'on est loin de s'entendre
sur le sens à donner au mot *spécifique*. Si nous résumons les propositions de M. Trousseau, nous voyons
que le mercure n'est pas *spécifique* de la syphilis,
parce qu'il n'*agit pas contre cette maladie, comme l'onguent gris sur les poux, en les tuant* [1]..; *parce que
c'est l'organisme qui guérit la vérole sous l'influence
du mercure* [2]...; ce qui revient à dire que le mercure
n'est pas spécifique, parce qu'on ne peut pas savoir
comment il agit contre la syphilis, et parce que c'est
l'organisme qui opère la guérison et non le métal lui-
même. Or, pour Barthez et son École, un spécifique,
entre autres propriétés, présente celle d'agir suivant
un mode insaisissable, inexplicable; et quant à savoir
si c'est la force vitale, l'organisme si l'on aime mieux,
qui opère la guérison, il n'y a pas de doute que rien
se puisse faire sans lui : l'organisme seul, *sous l'influence d'une certaine impression,* a pu diriger les

---

[1] Trousseau et Pidoux; *loc. cit.*, pag. 355.
[2] *Idem*, pag. 356.

5

actes fonctionnels vers le mal ; lui seul peut, sous *l'influence d'une autre impression*, diriger ces mêmes actes en vue de réparer le mal et de ramener au bien.

Écoutons Barthez lui-même : *Les méthodes spécifiques sont celles où l'on emploie dans les maladies, des remèdes ou des procédés dont la science a fait connaître et confirmé l'utilité spécifique pour détruire ces maladies. L'usage de ces spécifiques tend alors à produire un changement total de l'état morbifique, en déterminant la nature à des mouvements salutaires qu'elle n'aurait jamais conçus spontanément* [1]. Barthez ne dit pas ce que fait un spécifique pour guérir telle maladie, et il se garde bien de faire agir autre chose que la nature, la force vitale, dans l'opération de cette guérison. Nous savons bien qu'ici nous nous trouvons en opposition avec un Maître dont nous avons tout lieu d'aimer et de respecter l'autorité ; mais, placé entre deux opinions contraires et forcé de prendre un parti, nous ne nous sommes rendu qu'à notre seule conviction : si nous nous sommes trompé, que notre très-honoré Maître daigne nous pardonner et nous éclairer. Or, nous ne croyons pas qu'un remède, si spécifique qu'il soit, puisse s'adresser directement à une maladie et la *terrasser comme un ennemi qu'elle aurait saisi corps à corps*, sans que la force vitale ait à intervenir [2] ; du moins nous ne pouvons admettre

[1] Barthez ; Préface des mal. gout., pag. 12.
[2] Dupré ; Thèse pour l'agrégation, 1839, pag. 84.

qu'il en soit ainsi pour le mercure et d'autres spécifiques. Mais peut-être que dans le cas qui nous occupe, il y a moyen de s'entendre. En effet, accordons
que le mercure attaque directement la maladie syphilitique ; mais cette maladie, qu'est-ce ? Une diathèse,
c'est-à-dire une affection, c'est-à-dire une lésion de la
force vitale, c'est-à-dire encore, la force vitale elle-même
profondément viciée. Dire donc que le mercure attaque
la maladie syphilitique, revient à dire qu'il attaque la
force vitale lésée et l'impressionne de manière à la
modifier, à la rétablir en son état normal. Nous serions
heureux d'avoir pu concilier deux avis en apparence
si opposés; mais dans tous les cas, nous refusons au
mercure de faire autre chose que d'impressionner la force
vitale de manière à ce que celle-ci produise des actes
au moyen desquels la diathèse syphilitique est détruite.

Les spécifiques ne sont pas nombreux, et cela précisément parce qu'il y a peu de remèdes qu'on voie jouir,
à l'exclusion de tous les autres, de la propriété de détruire une maladie donnée, sans qu'on se rende compte
de leur action. Nous convenons, avec M. Trousseau, que
l'onguent gris, qui tue les poux, n'est pas le spécifique
des poux, pas plus que le soufre n'est le spécifique de la
gale. Car si on nous demande comment le soufre guérit la gale, nous pouvons répondre : en tuant l'acarus
à la manière d'un poison. Qu'au contraire on nous
demande comment le mercure guérit la syphilis, le
quinquina la fièvre intermittente, nous sommes obligé

de répondre : nous n'en savons rien, et c'est alors que nous ajoutons : ce sont des *spécifiques*. Que M. Trousseau veuille donc bien se persuader que, tout en convenant avec lui que l'action du mercure est insaisissable et que l'organisme seul peut produire les actes curateurs, nous pouvons encore dire : oui, le mercure est le spécifique de la syphilis.

Mais puisque nous sommes si bien d'accord avec M. Trousseau, ce grand Maître aurait-il par hasard voulu renverser la spécificité, comme l'entendent quelques-uns, pour faire briller l'acception Barthésienne? C'est d'autant plus possible, que M. Trousseau déclare écrire en vitaliste ; mais, sous ce rapport, le lecteur n'est pas laissé longtemps dans le doute, et M. Trousseau se hâte bien vite de le détromper, quand il met le mercure à côté de l'opium, de l'antimoine, de la belladone, de tous les remèdes enfin ; quand il dit *que le mercure attaque les symptômes et non leur principe* ; quand il dit que, *contre les accidents primitifs, il est au moins inutile* ; que, contre *les altérations de troisième ordre, il perd tout privilége*, et que, dans *la période intermédiaire, la seule qui reste pour son triomphe*,... il agit comme... *altérant*[1]. Voilà du vitalisme !

Pour nous résumer, nous dirons que le mercure agit comme spécifique contre la syphilis, et par le mot spécifique nous entendons dire un remède dont l'ex-

---

[1] Trousseau et Pidoux ; *loc. cit.*, pag. 357 et suiv.

périence a démontré l'utilité dans la généralité des cas ; un remède qui, par une action qui échappe à nos sens et à notre raison, produit sur la force vitale une impression en vertu de laquelle celle-ci opère la guérison ; un remède qui ne guérit que la syphilis seule, *prise abstractivement* [1], pour parler le langage de Hunter ; ce qui veut dire que le mercure ne guérit que ce qui est la syphilis, sans agir sur les complications ; et nous ne comprenons pas qu'il y ait lieu de se demander, comme l'a fait M. Trousseau, si Hunter a voulu faire un *éloge* ou une *critique* [2]. Nous croyons de plus que jusqu'ici le mercure seul est le spécifique de la syphilis ; c'est une proposition que nous démontrerons plus tard.

Quant à la quantité de mercure nécessaire pour amener la guérison, il est évident qu'on ne peut établir rien d'absolu à cet égard, et que cette quantité doit varier avec le degré d'ancienneté de la maladie, le genre de préparation employée, l'âge, la constitution, les états morbides concomitants, en un mot avec toutes les circonstances qui influent plus ou moins sur la libre action de la force vitale. C'est pourquoi nous rejetons comme absurdes ces traitements vénériens dans lesquels on fixe d'avance les jours, les

[1] Hunter ; *loc. cit.*, pag. 433.
[2] Trousseau et Pidoux ; *loc. cit.*, pag. 356.

heures, le nombre de pilules que nécessitera la guérison : c'est tout au plus si nous y voyons un frein utile
contre les graves abus qui ont parfois produit les plus
affreux désordres. Sous ce rapport, nous approuvons
jusqu'à un certain point qu'on établisse d'avance des
limites qu'on ne peut dépasser sans s'exposer à des
dangers sérieux. Swédiaur se réglait sur ce que le
mercure était bien supporté tant que le mal subsistait,
*« tandis qu'au moment où le virus était déraciné, on
commençait à le rebuter, et cet effet se trouvait pour
ainsi dire l'indice que les malades étaient radicalement
guéris* [1].»

§ 4. Effets du mercure indépendamment de son action curative.

Si nous voulions passer en revue tous les accidents
qu'on a reprochés au mercure, il nous faudrait par-
courir le cadre nosologique tout entier, car il n'y a
vraiment presque pas de maladie qu'on ne lui ait fait
produire. C'est ainsi qu'on lui a reproché de donner
naissance à une sorte de vérole avec ses ulcères de la
peau ou des muqueuses, ses éruptions cutanées, ses
engorgements ganglionnaires, ses douleurs ostéocopes,
ses exostoses, tout le cortége enfin de la syphilis ; et
un auteur entre autres, Andrew Mathias [2], a pu bâtir

[1] Swédiaur, tom. II, pag. 67.
[2] Mathias; *loc. cit.*

sur ce sujet tout un ouvrage , de sorte que, lorsqu'on
l'a lu, on reste fort embarrassé pour distinguer dans
la plupart des cas une vérole d'une maladie mercurielle. Mathias n'est pas le seul qui ait fait cette confusion; mais, tandis que les autres n'ont voulu voir de
l'analogie que dans un nombre restreint de symptômes , il est vraiment le seul qui n'ait pas voulu
laisser la maladie mercurielle avoir quelque chose à
envier à la syphilis. La phthisie pulmonaire, les scrofules, le rhumatisme, l'aliénation mentale, sont encore
des maladies qu'on a reproché au mercure de produire. Passons sur ces inventions de la spéculation et
de l'ignorance, ou tout au moins d'une exagération
aveugle : *il est rare qu'une pratique sage et mesurée
permette le développement de semblables désordres*[1].
Occupons-nous plutôt des effets réels du remède que
nous étudions ; ces effets résultent de son action sur
le sang, sur le système nerveux, sur le tube digestif,
sur la peau, sur les glandes salivaires.

1° *Sur le sang.* — Activité plus grande de la cir-
culation au début, lenteur et faiblesse extrême du
pouls à la longue : tels sont en deux mots les effets du
traitement mercuriel sur le sang. La diffluence qu'il
peut amener en dernier lieu dans ce liquide est, dit-
on, très grande ; c'est elle que l'on fait intervenir pour

[1] Trousseau et Pidoux; *loc. cit.*, pag. 199.

expliquer certains phénomènes observés dans le cours
de ce traitement, et tels que des palpitations du cœur,
de l'anhélation , de la bouffissure du visage, des hé-
morrhagies passives, un état chlorotique même. Cette
sorte de cachexie ne survient guère que sur la fin
d'un traitement longtemps prolongé ; elle peut être
prévenue et, si elle éclate, assez heureusement guérie
par une médication tonique appropriée. On peut donc
maîtriser l'action du mercure sur le sang, et il serait
injuste de la regarder comme fatalement fâcheuse.

2º *Sur le système nerveux.* — Il serait presque
ridicule de s'arrêter à défendre le mercure de l'accusation de produire la folie. Aujourd'hui on ne peut raisonnablement lui reprocher d'autres mauvais effets
sur le système nerveux, que l'accident connu sous le
nom de tremblement mercuriel. Or, ce tremblement
n'a guère été observé que chez certains ouvriers qui
ont été exposés à l'influence des vapeurs mercurielles
pendant un grand nombre d'années. Rien de semblable
ne se passe dans l'emploi qu'on fait du mercure contre
la syphilis, le temps pendant lequel on en fait usage
étant très-limité.

3º *Sur le tube digestif.* — L'action du mercure sur
les organes de la digestion est beaucoup mieux démon-
trée, elle est réelle ; mais il est presque toujours au
pouvoir du praticien de la modérer ou de la prévenir.

Toutes les préparations mercurielles ne sont pas également aptes à la produire, et il en est même qui ont une action élective sur certaines parties du tube digestif : c'est ainsi, par exemple, que tandis que le sublimé corrosif porte plus particulièrement ses manifestations du côté de l'estomac, le calomel amène au contraire des troubles de préférence dans les intestins. Quoi qu'il en soit, ces accidents consistent en une perte d'appétit, du vomissement, des coliques, de la diarrhée et, à un plus haut degré, en une irritation plus ou moins profonde, une vraie gastro-entérite. Dans ce dernier cas, il faut suspendre complètement l'administration du remède, du moins à l'intérieur ; dans tous les autres, la gravité est fort douteuse et de simples correctifs ou bien le changement de la préparation mercurielle, suffiront pour dissiper des symptômes dont on aurait vraiment tort de s'alarmer. Il y a bien des remèdes qui font payer beaucoup plus cher une efficacité douteuse, sans qu'on cherche à leur en vouloir du prix qu'ils y mettent.

4° *Éruption cutanée, ou hydrargyrie.* — On a beaucoup parlé d'un eczéma produit par les préparations mercurielles. Nous comprenons qu'on dût fréquemment l'observer à l'époque où l'on employait largement les frictions, ce qui n'est pas bien extraordinaire, puisqu'il y a peu de frictions, de quelque nature qu'elles soient, qui ne s'accompagnent d'une éruption cutanée quelconque ; mais aujourd'hui, nous croyons que l'éruption mercurielle doit être fort rare, quoi qu'en disent certains auteurs. Pour notre compte, depuis trois ans, nous avons observé assez de malades soumis à un traitement mercuriel, et jamais nous n'avons pu voir l'eczéma dont il s'agit. Tous les auteurs qui en parlent sont d'accord pour regarder cette éruption comme tout à fait bénigne, et se dissipant au moyen de simples bains, quelques lotions adoucissantes et de légers purgatifs. Nous verrons, en parlant de l'iodure de potassium, que l'administration de ce remède s'accompagne aussi d'une éruption particulière bien plus fréquente.

5° *Action sur les glandes salivaires*. — Si longtemps la salivation a pu être regardée comme un avantage et non comme un inconvénient du traitement mercuriel, il en est bien autrement aujourd'hui, et toutes les ressources de l'art doivent ici intervenir pour conjurer le seul accident sérieux qu'on puisse, selon nous, raisonnablement reprocher encore au mercure. Nous ne nous avançons en rien en disant que nous doutons qu'il se trouve des médecins qui, pour peu qu'ils aient fait usage de préparations mercurielles, ne l'aient pas observé.

Nous n'avons pas l'intention de faire ici une étude complète et étendue de la salivation : c'est un sujet qui à lui seul mérite les honneurs d'un ouvrage entier, et dont des hommes compétents n'ont effectivement pas manqué de s'occuper à diverses reprises. Pour nous, nous devons nous borner ici à prouver que cet accident pouvant être prévenu et souvent guéri dans le petit nombre de cas où il se manifeste encore, sans faire courir aucun danger au malade, il est naturel qu'on décharge un peu le mercure du grave reproche de produire la salivation.

La salivation consiste en un flux plus ou moins abondant de salive ; la quantité de salive rendue dans le même espace de temps est très-variable, et dans le petit nombre de cas qu'il nous a été donné d'observer, nous n'avons pu constater une ressemblance même approximative dans deux cas seulement. Dans l'un, l'écoulement fut à peine sensible ; dans l'autre, au contraire, il était continu et il s'échappait près de deux litres de liquide dans les vingt-quatre heures. On a dit que la salivation n'arrive jamais sans une inflammation des gencives et de la bouche, et que cette stomatite précède toujours l'écoulement. Sans trouver le fait nettement établi chez les anciens, on remarque cependant presque partout, qu'avant la salivation on observait de la tuméfaction, de la rougeur, de la chaleur et de la douleur aux gencives, et c'est en effet ce qui a lieu le plus souvent. M. Trousseau tire parti de cette stomatite dénonciatrice, et il propose de la prendre comme un indice de l'action du mercure [1]; de même

[1] Trousseau et Pidoux; *loc. cit.*, pag. 194.

que d'autres ont proposé d'attendre une légère salivation pour s'assurer de cette même action '. Nous
croyons, avec quelques auteurs ², qu'on ne doit faire
au sujet de ces deux signes aucune règle absolue, et
qu'on aurait parfois bien tort de les attendre pour suspendre un traitement devenu inutile ou dangereux.

Les causes qui favorisent la salivation sont nombreuses ; elles viennent de la nature de la préparation
mercurielle employée, du sujet, du milieu qui l'entoure. Parmi les préparations mercurielles, le calomel
est celle qui provoque le plus souvent la salivation ;
puis viennent le mercure métallique en frictions ou en
pilules, les iodures, enfin le sublimé corrosif qui est
le moins propre à produire cet accident. Les causes
qui viennent du sujet dépendent de l'âge, de la constitution, du sexe, du tempérament, de l'idiosyncrasie,
de l'état vitalo-organique : d'une manière générale, on
peut dire que, toutes choses étant égales d'ailleurs, la
salivation a d'autant plus de chances de se produire,
que le sujet est dans des conditions de faiblesse ou de
maladie plus graves. Les causes enfin qui viennent du
milieu dans lequel vit le malade, sont toutes les circonstances capables de faire varier l'état de l'atmosphère, de manière à produire une impression plus
ou moins fâcheuse sur l'économie. Le froid, l'humidité,

¹ Astruc, liv. II, pag. 387. — Swédiaur, tom. II, pag. 231.
² Lagneau, tom. I, pag. 106.

les grandes chaleurs, et conséquemment l'été, l'hiver,
les climats humides, sont des conditions éminemment
favorables au développement de la salivation. Nous
avons été nous-même témoin d'un cas assez grave précisément dû au froid humide; c'est le plus grave de
tous ceux que nous avons observés. Nous avions soumis un malade à l'usage des pilules de Sédillot pour
un chancre induré; le traitement durait depuis quinze
jours et la cicatrisation de l'ulcère était presque opérée,
lorsque notre malade, que des raisons particulières
obligeaient à garder le lit, s'avisa de faire blanchir sa
chambre. Deux jours s'étant passés sans que nous
l'ayons vu, il resta tout ce temps plongé dans une
atmosphère aussi malsaine. La suspension immédiate
du remède et quelques autres efforts, mal secondés
du reste par le manque de moyens appropriés, ne pu-
rent conjurer l'orage : la salivation se déclara avec une
violence des plus grandes, et pendant huit jours l'état
du malade, sans être précisément dangereux, ne fut
pas des plus satisfaisants. Instruit par notre propre
expérience, nous avons toujours maintenant soin de
nous mettre en garde contre les influences atmosphé-
riques, et, persuadé qu'un printemps sec et un climat
tempéré sont les conditions désirables, nous ne man-
quons jamais d'en profiter quand elles se présentent,
ou de les créer artificiellement quand elles sont contraires. Mais nous rejetons à peu près complètement
l'avis de ceux qui veulent qu'on expatrie le malade ou

qu'on attende une saison propice : c'est une mesure applicable seulement aux personnes riches, ou aux cas désespérés.

Quant à la manière dont ces causes agissent pour amener la salivation ; en d'autres termes, quant à la pathogénie de cet état morbide, ce qu'il y a de plus probable et ce que la plupart admettent, c'est qu'elles agissent en supprimant les diverses sécrétions. Il est entendu que nous n'accordons aucune mention au rôle que Gardane fait jouer à une prétendue saveur du mercure, pas plus qu'à la théorie qui veut que ce remède s'échappe du cercle circulatoire par les carotides comme par des tangentes.

Les moyens employés contre la salivation sont préventifs ou curatifs. Parmi les premiers, les uns se tirent de la connaissance des conditions étiologiques de la salivation, et consistent à se mettre en garde contre toutes les influences qui en amènent le développement ; les autres ont pour but de rendre la préparation mercurielle impropre à produire la salivation. Au nombre de ces moyens on compte d'abord le soufre, dont l'usage était autrefois très-répandu et que dernièrement encore nous avons vu prescrire par notre Maître, M. le professeur Boyer, dans son service de vénériens de l'hôpital Saint-Éloi. Mais, Swédiaur, Lagneau, Vidal (de Cassis), etc., le trouvent inefficace, et il est aujourd'hui à peu près inusité.

Indépendamment du soufre, vanté par Pihorel, Virey [1], etc., on a employé le fer, le camphre, l'opium, de légers gargarismes astringents, des purgatifs, et enfin le chlorate de potasse, proposé par M. Herpin (de Genève), expérimenté avec succès par un grand nombre de médecins, et que nous croyons appelé à rendre de grands services comme préservatif et surtout comme curatif.

Les moyens proposés pour combattre la salivation qui n'a pu être prévenue sont nombreux et variés; nous ne pourrions seulement pas les énumérer tous. De tout temps on a fait usage de révulsifs de toutes sortes sur le tube digestif et sur la peau, et de topiques modificateurs; on a suspendu le mercure et soumis le malade à une sévère hygiène. Aujourd'hui encore, on peut dire que d'une manière générale ce sont là les quatre indications qu'on se propose de remplir dans le traitement de la salivation mercurielle. Ainsi, on aura recours suivant les cas aux purgatifs, aux lavements chauds, aux tisanes diaphorétiques, aux sangsues, aux rubéfiants, aux épispastiques; et d'un autre côté on emploiera des gargarismes adoucissants d'abord, puis légèrement astringents, enfin fortement astringents et même caustiques. M. Ricord les fait avec de l'acide chlorhydrique, dont il touche en outre légèrement les gencives à l'aide d'un pinceau; c'est un

[1] Virey; Traité de pharmacie, 1re édit., tom. II, pag. 275.

moyen, on doit le dire, très-utile. Dans ces derniers temps, on a conseillé de faire entrer dans les garga- rismes du chlorate de potasse ; mais c'est surtout à l'intérieur que MM. Herpin et Blache l'ont administré. Quelques médecins ont vanté, comme moyen spécial, l'usage interne de l'opium ; quoi qu'en dise Lagneau, on se trouve bien d'y avoir recours. Mais ce qui nous paraît devoir être préféré comme moyen spécial, c'est le chlorate de potasse administré intérieurement ; plus d'une fois nous avons pu en obtenir d'excellents ré- sultats.

Pour résumer ce que nous venons de dire de la sa- livation, et pour en tirer la conclusion que demande notre sujet, nous pouvons affirmer qu'il est en général possible, et jusqu'à un certain point facile, de préve- nir cet accident, et que, lorsqu'il survient, l'art four- nit toutes sortes de moyens efficaces pour l'arrêter promptement. De sorte donc qu'il serait injuste de se priver d'un aussi puissant remède que le mercure, à cause de l'inconvénient qu'il présente de produire la salivation.

Si, dans un aperçu encore plus général, nous vou- lons résumer tout ce que nous avons dit des accidents causés par le mercure, nous pouvons avancer en toute confiance : avec Hunter , qu'il *guérit les parties qui sont malades et n'affecte que peu celles qui sont saines* [1];

[1] Hunter; *loc. cit.*, pag. 590.

avec Lagneau, qu'*il ne peut être dangereux qu'entre les mains de l'ignorance et du charlatanisme* [1].

§ 5. Circonstances qui font modifier ou suspendre le traitement mercuriel.

Age. — L'âge ne contre-indique pas l'emploi du mercure; mais l'administration de ce remède doit s'entourer des plus grandes précautions dans l'enfance, quoiqu'en disent certains auteurs, notamment Mathias [2] et Lagneau [3]; l'époque de la dentition doit surtout faire doubler de vigilance. Les préparations seront choisies parmi les plus innocentes et les plus douces; on emploiera, suivant les cas, les méthodes externes ou internes seules, ou bien ces deux méthodes réunies. Pour les enfants encore en nourrice, on a proposé à diverses reprises de donner le remède à la mère, de façon à ce que l'enfant le reçoive dans le lait, ou bien de l'administrer à une femelle d'animal dont on ferait boire le lait au petit malade. La méthode du lait médicamenteux est incertaine et dangereuse, à cause de la variabilité des doses mercurielles qu'on ferait prendre au malade ; il n'est donc pas étonnant que les efforts d'Assalini et de tant d'autres soient

[1] Lagneau, tom. II, pag. 81.
[2] Mathias; *loc. cit.*, pag. 315.
[3] Lagneau, tom. II, pag. 267.

6

demeurés infructueux, et que les tentatives récentes de M. Labourdette n'aient pas mieux abouti [1].

Sexe. — La question du sexe n'introduit aucune modification dans le traitement mercuriel ; seulement, comme les femmes sont généralement plus impressionnables et que les effets du mercure se produisent chez elles beaucoup plus promptement et beaucoup plus facilement, il importe de ne pas s'écarter des règles d'une sage prudence quand on les soumet à l'usage de ce remède. On doit à peine parler de la puberté, de la menstruation, de l'âge critique ; ce sont des questions presque sans importance pour le cas qui nous occupe.

Grossesse. — Il n'en est plus de même de la grossesse. Pendant longtemps on a reproché au mercure de produire l'avortement, et par suite on en défendait l'usage chez les femmes enceintes. Cette pratique erronée avait souvent des conséquences déplorables pour la mère et pour l'enfant. Il en est du mercure comme de tout autre remède ; que l'indication d'en faire usage se présente, et la grossesse ne saurait contre-indiquer son emploi. Cependant il faut avouer que cet état réclame les plus grandes précautions.

Constitution, tempérament. — Une constitution

[1] *Montpellier médical*, 1859, tom. II, nos 5 et 6.

faible ou détériorée est une condition favorable au développement des mauvais effets du mercure, et il en est de même d'un tempérament lymphatique, nerveux ou fortement sanguin. L'une et l'autre doivent seulement rendre le médecin circonspect, mais ne l'empêchent pas de faire usage du mercure.

Climats, saisons. — Un climat froid et humide, comme l'Angleterre par exemple, un hiver rigoureux, un été trop chaud, sont des conditions défavorables à l'administration du mercure, soit en facilitant ses mauvais effets, soit, comme on l'a prétendu à tort, en s'opposant a son action curative. Le praticien doit se borner à créer artificiellement des conditions opposées, sans obliger son malade à changer de pays ou à perdre du temps pour attendre une meilleure saison; c'est certainement une bonne et excellente précaution, mais elle n'est pas indispensable. Astruc, tout en reconnaissant que l'hiver est plus défavorable que l'été, trouve que l'hiver vaut mieux qu'un été trop chaud, parce qu'il est plus facile de se défendre du froid que de la chaleur.

Idiosyncrasie.—On doit tenir compte de la susceptibilité diverse des individus pour le mercure. Telle personne pourra prendre les plus fortes doses sans présenter aucun des mauvais effets de ce remède, alors qu'une autre sera fâcheusement influencée par les plus petites quantités. Le devoir du praticien est de ne jamais débuter par de fortes doses, mais de procéder par une sorte de gradation, de manière à tâter pour ainsi dire la susceptibilité du sujet.

Maladies aiguës. — Astruc défend expressément de faire un traitement mercuriel pendant le cours d'une maladie aiguë. Ici il faut s'entendre : si l'on veut dire que, dans une maladie aiguë, on doit s'abstenir de donner du mercure, parce qu'il presse plus de combattre la maladie aiguë que la syphilis, nous conviendrons qu'on a raison ; mais si l'on défend l'usage du mercure uniquement à cause des dangers qu'il peut provoquer, nous pouvons dire que le fait n'est pas vrai, car de nos jours on emploie le mercure dans un grand nombre de maladies aiguës, suraiguës même, sans qu'il en résulte aucun danger et précisément pour obtenir la guérison de ces mêmes maladies. Les maladies aiguës contre-indiquent donc le traitement antisyphilitique, mais non l'usage du mercure, absolument parlant.

Maladies chroniques. — Si la maladie est curable et que la guérison ne demande qu'un temps assez limité, le cas rentre dans ce que nous venons de dire des maladies aiguës. Mais le plus souvent les maladies chroniques permettent la continuation du traitement mercuriel, et il y en a même qui s'en trouvent bien.

Diathèses. — On peut répéter des diathèses, ce qui a été dit des maladies chroniques. Les unes ne sont nullement influencées par l'usage du mercure ; les autres, comme la diathèse herpétique, s'en trouvent même bien ; mais il en est aussi qui le contre-indiquent formellement : ce sont surtout la diathèse scorbutique et la diathèse tuberculeuse, alors qu'une lésion organique, ayant son siége dans les poumons, se trouve à une période avancée. La diathèse cancéreuse a été regardée aussi comme s'opposant à l'administration du mercure : il serait si heureux qu'une tumeur considérée comme cancéreuse fût au contraire syphilitique, qu'à tout hasard il convient d'essayer un traitement mercuriel. C'est pourquoi, loin de voir une contre-indication à l'administration des mercuriaux dans la présence de cette diathèse, nous y trouvons, au contraire, en quelque sorte, l'indication de leur emploi.

Cachexie. — Quelle que soit la cause qui l'ait produite, quelle que soit l'affection ou la diathèse qui lui ait donné naissance, une cachexie, c'est-à-dire une altération profonde des organes et des forces qui les mettent en jeu, est une contre-indication formelle à l'emploi du mercure.

CHAPITRE II

—

DE L'IODURE DE POTASSIUM

---

§ 1er. Matière médicale.

L'iodure de potassium est un composé binaire, résultant de la combinaison de l'iode avec le potassium,
dans les proportions de 23,67 parties du métal pour
76,33 du métalloïde. C'est un corps blanc, solide,
d'une saveur amère, cristallisant en cubes, soluble
dans l'alcool, très-soluble dans l'eau, même à froid;
fusible par une première élévation de température, se
réduisant en vapeurs sous l'influence d'une plus forte
chaleur. Comme tous les sels à base de potasse, il est
très-déliquescent; dissous dans l'eau, il est considéré par les uns comme se trouvant à l'état d'hydriodate de potasse; par les autres, comme ayant conservé
sa composition binaire. Cette solution est très-propre
à dissoudre de l'iode, et le sel passe alors à un plus
haut degré d'ioduration.

Le prix assez élevé de cette substance a été la cause

de nombreusės falsifications , et , plus d'une fois , il est arrivé qu'au lieu d'iodure de potassium, on a employé du carbonate de potasse [1], ou bien du bromure ou du chlorure de potassium [2]. La chimie donne des moyens sûrs de déjouer ces fraudes coupables , et les pharmaciens ne sauraient apporter trop de soins pour donner au praticien sur la composition de ce remède des garanties suffisantes.

En présence d'un iodure acide , de l'iodure de mercure par exemple , l'iodure de potassium remplit le rôle de base pour donner naissance à un iodo-sel. Ainsi se forme l'iodhydrargyrate d'iodure de potassium, le cyanhydrargyrate d'iodure de potassium, etc., etc.

L'iodhydrargyrate d'iodure de potassium (iodure double de mercure et de potassium) s'obtient sous forme de cristaux jaunes, à longs prismes, quelquefois octaèdres. Il est inaltérable à l'air ; l'alcool et l'éther le dissolvent sans lui faire subir aucune décomposition , tandis que l'eau ne le dissout qu'en précipitant la moitié de son iodure de mercure; les acides en séparent l'iodure de mercure , et ce même métal est déplacé par les métaux des sections supérieures, le fer, le cuivre, etc., etc.

D'après Soubeiran, ce sel aurait été obtenu pour la première fois par M. Boullay, qui le prépara en

[1] Alquié; Traité élémentaire de pathologie, tom. II, pag. 574.
[2] Trousseau et Pidoux; *loc. cit.*, pag. 244.

mélangeant 2 parties de bi-iodure de mercure, 1 partie d'iodure de potassium, 3 parties d'eau, et en évaporant à une douce chaleur pour faire cristalliser : c'est à l'état de bi-iodure qu'on y retrouve l'iodure de mercure, quel que soit des deux iodures mercuriels connus, celui que l'on emploie [1].

Le cyanhydrargyrate d'iodure de potassium a été obtenu par Caillot et expérimenté par M. Castelnau ; mais il est à peu près inusité aujourd'hui.

§ 2. Modes d'administration.

En 1820, Coïndet introduisait dans la thérapeutique un médicament précieux : l'iode. Les dangers redoutables qui s'attachent à l'administration de ce métalloïde à l'état de liberté, et la difficulté de le manier sûrement, furent cause qu'on ne l'essaya qu'indirectement contre la syphilis, en le donnant à l'état d'iodure de mercure. Il appartenait à Wallace de prouver que l'iode seul, sans le secours du mercure du moins, est de la première efficacité dans le traitement de cette maladie, et c'est à l'état d'iodure de potassium qu'il l'employa. A Wallace donc revient l'honneur d'avoir introduit l'usage de l'iodure de potassium dans le traitement de la syphilis. C'est en mars 1836, dans une leçon devenue célèbre, que le pro-

[1] Bulletin de thérapeutique, tom. XVI, pag. 104.

fesseur de Dublin fit connaître les résultats de ses
premières expériences, ses cent quarante-deux mira-
culeuses guérisons. Quiconque veut s'occuper con-
sciencieusement des faits qui se rattachent à l'histoire
de l'iodure de potassium, et assister en quelque sorte
aux premiers essais d'un remède parvenu si vite à
un si haut degré de puissance, doit consulter la leçon
de Wallace [1]. On y trouve d'abord les raisons pour
lesquelles cet auteur préfère à l'iode libre, l'iodure
de potassium, ou, comme il aime mieux l'appeler,
l'hydriodate de potasse ; c'est qu'il croit : 1° que l'iode
ne pénètre dans l'économie qu'à l'état d'hydriodate de
potasse, comme le démontre l'examen des sécrétions,
dans lesquelles on ne le retrouve jamais que sous cette
forme, l'estomac se chargeant lui-même d'opérer la
modification quand l'art ne l'a pas faite d'abord ; de
manière que dans l'estomac d'un animal sacrifié peu
de temps après l'ingestion d'une certaine quantité
d'iode, on ne trouve plus trace de ce corps simple,
mais au contraire de l'hydriodate de potasse ; 2° que
l'iode libre est un violent irritant et que, bien que l'estomac le fasse promptement passer à l'état de sel, il
a néanmoins encore le temps de produire une irritation plus ou moins vive sur la muqueuse de cet organe.

C'est en potion que Wallace administrait l'iodure

[1] Journal des connaissances médico-chirurgicales, 4ᵉ année,
tom. I, pag. 157.

de potassium : cette potion, *mixtura hydriodatis po-*
tassæ, comme il l'appelle lui-même, était ainsi com-
posée :

> Eau............... 8 onces
> Hydriodate de potasse... 2 —

à prendre deux onces chaque jour par cuillerée à
bouche.

L'impulsion donnée par Wallace fut suivie par un
grand nombre de médecins en France. A leur tête, il
convient de nommer M. Ricord, qui fit ses expériences
sur une très-vaste échelle. Dans un petit travail publié
dans le *Bulletin de thérapeutique*[1], le grand syphiliographe, après avoir rappelé les points principaux
de sa doctrine et rendu au mercure cette justice qu'il
est le *plus puissant moyen* qu'on possède contre les
accidents secondaires, et qu'on chercherait en vain à
obtenir *les résultats* qu'il donne par *toute autre mé-*
thode, en vient à l'iodure de potassium. Ce sel, dit-
il, est beaucoup vanté, beaucoup employé, surtout
en Angleterre, mais *sans distinction régulière des*
cas dans lesquels on a dû avoir recours à son admi-
nistration[2]. Partant de là, il s'occupe de préciser
les circonstances dans lesquelles il réussit, et de
bien établir les indications qui réclament son emploi.
Or, les accidents tertiaires seuls lui paraissant céder

[1] Bulletin de thérapeutique, tom. XVII, pag. 21.
[2] *Idem*, pag. 24.

.à l'iodure de potassium, c'est pour cette troisième période de la syphilis qu'il en réserve l'usage ; tandis
que, dans la précédente, le mercure doit rester le
seul moyen capable de procurer la guérison. De même
que Wallace, c'est en potion que M. Ricord donne
l'iodure de potassium.

Voici sa formule :

Eau distillée............ 90 grammes.
Iodure de potassium..... 50 centigr.
Sirop de pavot.......... 30 grammes.

à prendre en un jour en trois fois.

Chaque jour on augmente la dose du sel de manière
à arriver à 100 grains par jour. Depuis Wallace et
M. Ricord, chaque syphiliographe, chaque médecin a
voulu expérimenter le nouveau remède : tous se sont
empressés de lui rendre justice et de reconnaître son
efficacité ; mais on l'a fait avec plus ou moins de réserves
et de manière à laisser dans l'esprit du public certains
doutes à l'égard de sa valeur *spécifique*. La plupart
l'ont donné en potion ; chaque auteur a voulu avoir la
sienne, et le nombre en est maintenant vraiment
prodigieux. La grande solubilité de ce sel dans l'eau
se prête si bien à la variété des formules, qu'il est
inutile d'en avoir une fixe, et que chacun peut en
faire une comme il l'entendra. M. Puche l'a donné
à la dose de 5 à 25 grammes par jour ; Desruelles père
à la dose de 25 centigrammes à 5 et même à 8 grammes

dans du sirop de Gayac ou dans du chocolat préparé par M. Boutigny ; Vidal (de Cassis) donnait l'iodure de potassium, soit comme tonique à la dose de 25 centigrammes à 1 gramme, soit comme spécifique à la dose de 2 à 6 grammes par jour. A l'Hôpital-Général de Montpellier, nous le voyons prescrire à doses croissantes de 25 centigrammes à 3 grammes.

. L'iodhydrargyrate d'iodure de potassium a été donné en pilules, en sirop et en potion. M. Puche le donnait en potion et en pilules, à la dose d'un demi-grain par jour. M. Gibert le donne également en pilules ou dans un sirop préparé par M. Boutigny. D'autres auteurs ont employé l'iodure double de mercure et de potassium ; c'est un remède excellent qu'on ne saurait trop vanter, et que nous avons vu très-bien réussir sous forme de sirop de M. Boutigny, à l'Hôpital-Général de Montpellier, entre les mains de M. Combal.

§ 3. Accidents produits par l'iodure de potassium.

C'est avec la plus grande réserve que nous entreprenons de parler des effets qu'on peut reprocher à l'iodure de potassium. C'est une question actuellement à l'ordre du jour, et qui vient d'occuper l'Académie de médecine. Après les illustres orateurs qui ont défendu les préparations d'iode contre l'accusation formulée par un praticien éminent, ce n'est pas à nous qu'il appartient d'aborder une pareille discussion. La lutte brillante qu'elle a soulevée ne doit pas moins nous servir d'enseignement utile, en nous faisant ouvrir les yeux sur des conséquences possibles sinon probables, et la profonde incertitude dans laquelle nous laisse le jugement de la savante Compagnie, nous engage et nous autorise à chercher nous-mêmes la vérité. Depuis trois ans, dans tous les services hospitaliers confiés aux soins de nos Maîtres, nous voyons employer l'iodure de potassium sur une échelle véritablement large ; jamais nous n'avons constaté ces accidents redoutables dont parle M. Rilliet ; s'ensuit-il qu'ils ne soient possibles ? Nous n'aurions garde de l'affirmer. Des exemples nombreux nous commandent en effet une grande réserve. Depuis que les agents anesthésiques sont connus, ils sont journellement mis en usage par nos Maîtres; jamais on n'a eu à déplorer le moindre accident : dirons-nous pour cela qu'ils en sont exempts? De tous côtés pourraient s'élever contre nous les plus complets démentis, et la seule chronique médicale de ces derniers mois suffirait, et au-delà, pour nous fermer la bouche. Nous croyons donc, bien que nous n'ayons été témoin d'aucun accident grave dû à l'iodure de potassium, malgré le grand emploi que nous en avons vu faire ; bien que la plupart des praticiens élèvent en foule la voix pour défendre son innocuité ; nous croyons que les iodés en général, et l'iodure de potassium en particulier, ne sont pas aussi innocents qu'on les proclame; et si quelque chose doit les recommander encore, ce ne peut plus être une *inno-cuité absolue.*

Cette considération est capitale au point de vue du sujet qui nous occupe, car elle enlève à l'iodure de potassium l'avantage immense qu'on faisait valoir en sa faveur contre le mercure, celui de ne pas être dangereux. Bien plus, sans attendre que le fantôme de l'iodisme évoqué par M. Rilliet devienne une réalité scientifique, et mette sous séquestre une classe de remèdes que dans un emploi bien entendu on doit proclamer tout-puissants, nous croyons d'ores et déjà pouvoir dire que, sous le rapport des mauvais effets qu'il produit, l'iodure de potassium n'a rien à envier au mercure et que, comme ce dernier, il demande à être manié avec prudence et méthode.

Nous en avons pour garants les témoignages de ses défenseurs mêmes, et de tous les médecins qui l'ont préconisé. D'une manière générale, ces accidents sont dus à l'action du remède sur la peau, les muqueuses et sur le système nerveux. Il est bien entendu, une fois pour toutes, que nous laissons de côté les altérations plus profondes dont on s'est occupé dans ces derniers temps : nous croyons à la possibilité de l'iodisme, mais c'est à l'expérience seule qu'il appartient de se prononcer sur la réalité de son existence.

1° *Action de l'iodure de potassium sur la peau.* — Un grand nombre d'auteurs signalent une éruption

que l'usage de l'iodure de potassium développe à la
surface de la peau ; mais ils diffèrent complètement
sur la variété dans laquelle ils rangent cette éruption,
comme aussi sur la fréquence et l'importance qu'elle
mérite. C'est un acné ou un ecthyma à petites pustules pour Ricord et Vidal (de Cassis), une roséole
pour Nysten [1] ; M. Desruelles père la fait consister en
des pustules développées sur un fond érysipélateux,
et, suivant M. Trousseau, il se manifeste d'abord des
exanthèmes aigus, tels que l'*érythème,* l'*urticaire ;* puis
l'éruption prend les caractères du *prurigo,* de l'*acné* ou
de l'*eczéma* [2]. Wallace ne parle même pas de cet effet
de l'iodure de potassium. M. Ricord, Vidal (de Cassis),
M. Trousseau ne lui accordent aucune importance et
en font un accident assez rare ; M. Desruelles, au contraire, l'aurait observé dans la majorité des cas, et
quelquefois il s'est vu forcé, à cause de sa présence ,
de suspendre le traitement.

2° *Action de l'iodure de potassium sur les muqueuses.*
— Ces organes sont ceux qui subissent le plus l'influence du traitement ioduré ; l'effet produit est une
sorte d'irritation dont l'estomac est le siége le plus
fréquent. Le malade y éprouve de la gêne, de la douleur ; souvent cette douleur prend les caractères d'une

[1] Nysten ; Dictionnaire de médecine, 10e édit., pag. 697.
[2] Trousseau et Pidoux; *loc. cit.*, pag. 245.

pleurodynie , ainsi que l'ont constaté Vidal (de Cassis)[1]
et M. Ricord [2], ainsi qu'avant eux l'avait vu Wallace, en
parlant *d'une douleur aiguë dans les parties antérieure
et inférieure du côté gauche, exactement dans le centre
de la surface formée par les fausses côtes, douleur ac-
compagnée de toux et de gêne dans la respiration* [3]. Il
survient très-rarement du vomissement et moins encore de la diarrhée ; la constipation est fréquente, et
quelquefois l'administration de l'iodure de potassium
s'accompagne d'indigestion et de flatulence. Une fois
nous avons dû nous-même renoncer à son emploi , à
cause du vomissement opiniâtre qu'il provoquait à la
moindre dose, et Wallace dit aussi que quelquefois
*l'état des intestins a forcé d'interrompre l'usage de l'iode
ou exigé de le combiner avec quelques gouttes de teinture d'opium* [4]. La muqueuse buccale est encore quelquefois le siége de phénomènes qui peuvent aller jusqu'à l'inflammation et à la salivation , de manière à
nécessiter la suspension du remède, ainsi que cela est
arrivé à Wallace dans deux cas.

Pour quelques auteurs , Vidal (de Cassis) entre
autres , les muqueuses le plus souvent affectées sont
les muqueuses oculaire et pituitaire. L'ophthalmie et
le coryza qui surviennent se manifestent dès le début

---

[1] Vidal ; *loc. cit.*, pag. 345.
[2] Ricord ; *loc. cit.*, pag. 25.
[3] Wallace ; *loc. cit.*, pag. 159.
[4] Wallace ; *loc. cit.*, *ibid.*

du traitement et présentent les caractères d'inflammations de nature catarrhale. Ces phénomènes sont confirmés par tous les auteurs; ils se sont présentés chez plusieurs malades de notre connaissance, mais Vidal est seul à les regarder comme l'action la plus *prompte* et la plus *fréquente* [1].

3° *Action de l'iodure de potassium sur le système nerveux.*—Nous avons à signaler ici quelques troubles qui se manifestent du côté des fonctions nerveuses, sans préjudice, bien entendu, des accidents plus graves qui constituent l'iodisme. Ce sont des mouvements involontaires et incertains, des soubresauts dans les muscles et les tendons, des pesanteurs de tête, une certaine paresse intellectuelle et un léger trouble de l'entendement [2]. Wallace signale une perte partielle de sommeil, surtout chez les femmes.

Il faut enfin noter l'action de l'iodure de potassium sur les sécrétions. Wallace prétend que l'urine, la salive, la sueur, les larmes, deviennent plus abondantes, et que, dans chacune de ces sécrétions, on peut retrouver le sel employé. Mais, malgré ses efforts, et quoi qu'en disent Cantu en Italie et Bonnerscheidt en Allemagne, il n'a jamais pu en découvrir des traces dans le sang. L'urine est de toutes les sécrétions celle qui

[1] Vidal; *loc. cit.*, pag. 344.
[2] Ricord; *loc. cit.*, pag. 26.

7

se trouve le plus activée et qui entraine au dehors la plus grande quantité de remède ingéré, et M. Ricord a, en effet, vu un malade rendre pendant plusieurs jours cinquante litres d'urine dans les vingt-quatre heures[1]. C'est sur l'examen des urines que Wallace calcule les effets de l'iodure de potassium comme on calcule ceux du mercure sur l'état de la bouche ; M. Ricord lui-même se règle sur l'ensemble des phénomènes produits par l'iodure de potassium pour apprécier son action.

Wallace parle encore d'accidents beaucoup plus graves ayant trait à l'atrophie générale et au dépérissement attribués aux iodés. Il croit le reproche fondé pour l'iode simple, mais il en absout l'iodure de potassium. Cependant deux ou trois cas d'une gravité manifeste, observés chez des femmes, ne laissent pas de l'engager à être vigilant.

Ici s'arrête ce que nous avions à dire des accidents causés par l'iodure de potassium. Tous les auteurs s'accordent à les regarder comme généralement légers, cédant facilement aux moyens les plus simples, et ne méritant qu'une importance secondaire. Nous sommes forcé de nous en rapporter au dire des auteurs qui les font connaître ; pour nous, bien que nous ayons vu fréquemment employer l'iodure de potassium, nous n'avons jamais été témoin de faits semblables, tout ce que nous avons constaté se réduisant à de légères irri-

---

[1] *Ibidem.*

tations des voies gastro-intestinales. Déjà, quand nous
avons parlé des accidents reprochés au mercure, nous
avons fait remarquer que nous n'avions jamais observé
autre chose qu'une salivation modérée et quelques
troubles dans les fonctions digestives, mais ces accidents ont été relativement rares. Si donc nous nous
en rapportons à notre propre expérience, nous devons
reconnaître que le mercure et l'iodure de potassium
ne sont ni l'un ni l'autre un remède dangereux, et que
si le mercure présente des accidents, ceux qu'on a
donnés de l'iodure de potassium ne sont en rien moins
fâcheux. En un mot, les deux remèdes demandent
chacun une administration sage et méthodique, et l'un
n'a aucun avantage sur l'autre en tant que moins dangereux.

§ 4. Action curative de l'iodure de potassium.

En parlant de l'action curative du mercure, nous
avons établi que ce remède, pour amener les résultats
qu'il donne ordinairement, agit à la manière d'un *spécifique*, et nous avons insisté sur le sens à donner à
ce mot ; en est-il de même de l'iodure de potassium ?
Nous ne le croyons pas ; ce remède n'est pas pour nous
un spécifique, comme nous espérons pouvoir le démontrer. Il a certainement une action puissante, difficile
à saisir ; mais dans les cas où il paraît guérir la syphilis,
nous pensons qu'il agit simplement comme tonique et
comme résolutif très-énergique ; ce n'est pas le mal

qu'il guérit, ce sont ses apparences ; il combat la
forme, mais il laisse subsister le fond. Plus tard, nous
dirons les services véritablement éminents qu'il peut
rendre dans les cas où il faut restaurer un organisme
délabré, dissiper des symptômes alarmants. Mais vouloir lui faire guérir le fond de la maladie serait lui demander ce qu'il ne peut donner. Nous ne sommes pas
seul de cet avis ; la plupart de nos Maîtres nous l'ont
enseigné, et ceux-là mêmes qui défendent la spécificité de l'iodure de potassium nous autorisent à le
croire [1].

Pour être complet, il nous faudrait parler des modifications à apporter à l'administration de l'iodure de
potassium, suivant l'état du sujet et du milieu qui
l'entoure. Nous ne trouvons pas qu'il en soit fait mention dans les auteurs ; mais si nous devons en juger
d'après ce que nous avons vu, nous pensons que l'influence du milieu est peu importante et que, pour ce
qui regarde le sujet, un praticien attentif saura toujours se mettre en garde contre les susceptibilités si
diverses des malades.

La durée du traitement par l'iodure de potassium
varie suivant les auteurs, suivant les doses journa-
lières et suivant l'ancienneté de la maladie. Pour

---

[1] Voir Vidal ; *loc. cit.*, pag. 341 et suiv.

M. Puche, le traitement moyen avec l'iodure double
de mercure et de potassium est de trente et un jours et
de 22 grains [1] ; pour M. Ricord, avec l'iodure de potassium seul, il est de quatre à cinq semaines ; mais
en général les auteurs se gardent, et avec juste raison,
d'établir des règles fixes et mathématiques : ils conviennent qu'il faut laisser quelque latitude au discer-
nement et à l'intelligence de l'homme de l'art.

[1] Bulletin de thérapeutique, tom. XVI, pag. 148.

CHAPITRE III

—

DE LA SYPHILIS

Que n'a-t-on pas dit, que n'a-t-on pas fait pour expliquer la syphilis? C'est ici que l'imagination a eu beau jeu. Depuis l'astrologie, depuis les fables les plus absurdes, jusqu'aux plus subtiles insinuations de l'humorisme, jusqu'à l'inoculation, est-il une théorie possible qui n'ait été mise en avant; reste-t-il encore une hypothèse à faire? ... C'est un épaississement du sang et de la lymphe pour Astruc; une altération du tissu cellulaire pour Gardane; une dégénérescence de la lèpre pour Lagneau; un empoisonnement pour Hunter; une irritation, une gastro-entérite pour l'École physiologique; pour le plus grand nombre c'est une diathèse.

Origine. — Et d'abord, quelle est l'histoire de cette maladie; d'où lui vient son nom?.... Trois grandes opinions règnent dans la science au sujet de l'origine de la syphilis. La première, acceptée par un grand

nombre d'auteurs, par Gardane, Will. Becket, Lagneau,
MM. Jourdan, Vidal, Ricord, veut que cette maladie
ait existé de tout temps et qu'elle ait été observée par
Moïse, et plus tard par Hippocrate, Galien et tous les
médecins de l'antiquité ; la deuxième, émise par Astruc, acceptée par Rias de Isly, Van-Swiéten, Fabre,
MM. Gibert, L. Boyer, veut que la maladie ait été
importée en Europe à la fin du xvᵉ siècle par les ma-
rins de Christophe Colomb ; enfin la troisième, partagée
par un grand nombre, professée par quelques-uns de
nos Maîtres, et vraisemblablement la mieux fondée,
selon nous, veut que la syphilis ait pris naissance en
Europe même et ait débuté par la célèbre épidémie
de Naples. Les partisans de l'origine ancienne ne
voient dans cette épidémie qu'une sorte de recrudescence de la maladie, et, comme dit M. Ricord, peut-
être au prix d'un léger anachronisme, un vrai *93* DE
LA VÉROLE [1] ! expression heureuse, comparaison éminemment juste, car cette époque de destruction et
d'épouvante, qui ravagea si cruellement l'humanité,
et que la malheureuse armée de Charles VIII dut appeler LE SOUVENIR ! était bien faite pour être rapprochée
de cette autre époque d'effroi et de mort, qui ensan-
glanta si douloureusement le sol français et qui eut
nom LA TERREUR !...

A côté des trois grandes opinions qu'on peut ap-

---

[1] Ricord ; 10ᵉ lettre sur la Syphilis.

peler fondamentales, on en trouve d'autres qui n'ont rallié qu'un très-petit nombre de partisans.

Parmi celles-ci, nous voulons seulement mentionner la croyance dans laquelle Swédiaur paraît se complaire et qui ferait venir la maladie de la Perse, où elle était endémique longtemps avant de faire son apparition en Europe. Ces questions d'origine de la syphilis étant sans utilité pratique, il serait oiseux de s'y arrêter plus longtemps.

Nom. — Le nom de syphilis, que porte aujourd'hui cette maladie, lui vient de Fracastor; mais on n'est pas d'accord sur l'étymologie du mot : Bosquillon le faisait dériver de σιφλος (haïssable) et l'écrivait siphlis ; d'autres le faisaient dériver de συν (avec) et φιλεῖν (aimer); enfin, Swédiaur s'applaudit beaucoup d'avoir trouvé συς (cochon) et φιλια (amour), *amor porcinus*. Il est plus vraisemblable que le hasard seul aura guidé Fracastor; dans tous les cas, le nom de syphilis est très-heureux, en ce sens qu'il n'est pas significatif et qu'il peut convenir à toutes les doctrines. Il n'en est pas de même des autres, et la dénomination de maladies vénériennes, dont on se sert encore de nos jours, a certainement le grave inconvénient de s'étendre à des états morbides qui, bien que contractés dans l'acte vénérien, ne se rapportent nullement à la syphilis.

Mais laissons de côté ces questions de pure curiosité scientifique ; nous avons hâte d'en venir au point

important, à l'idée qu'il faut se faire de la syphilis,
de manière à pouvoir établir les indications qui se
présentent dans son traitement. Nous ne parlerons
pas des théories de l'humorisme, ce sont des doctrines
jugées et qui ne comptent plus que de rares adeptes ;
nous passerons également sur le système de l'École
physiologique : désormais, il ne vaut même plus la
peine d'être discuté, ses défenseurs les plus ardents
prennent assez eux-mêmes le soin de nous en montrer
l'inanité et la fausseté. Écoutons, en effet, un des
champions les plus redoutables, M. H.-M.-J. Desruelles.
Après avoir tant écrit et tant combattu pour faire briller
les idées nouvelles, c'est lui-même qui, venant il y a
quelques années offrir au public un *nouveau spécifique* de la syphilis, nous dit qu'on lui demanderait
« vainement des systèmes théoriques. Il vient une
époque de la vie où l'*imagination qui crée des théories
brillantes,* cède la place à l'expérience qui fonde les
sciences pratiques ; la sévérité de l'histoire exclut la
frivolité du roman » [1]. Vos traités antérieurs sont donc
des romans !... Une telle amende honorable impose
une obligation : Le physiologisme est mort, ne trou-
blons pas son sommeil éternel, laissons-le reposer en
paix !

Doctrines. — « En syphiliographie, dit Vidal (de
Cassis), il n'y a jamais eu que deux doctrines sérieuses :

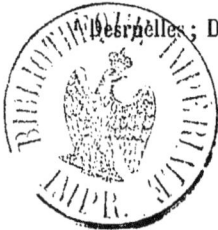

[1] Desruelles ; De l'iodure de potassium. Paris, 1848, in-8°.

celle qui admet le virus , celle qui le nie. Il n'y a que deux grands chefs d'École, Fernel et Broussais[1]. » Nous venons de dire ce qu'il faut penser de la doctrine qui, avec Broussais, nie le virus ; voyons un peu ce qu'il en est de celle qui, avec Fernel, admet ce même virus.

L'école de Fernel compte trois grandes sectes : Hunter, M. Ricord, les Contagionnistes.

I. Pour Hunter, la syphilis est une infection résultant de l'application sur une partie du corps d'un poison particulier. Ce poison détermine une série d'irritations sympathiques successives, et produit des phénomènes caractéristiques, à marche constante, ayant une durée propre, disons le mot, une *distance spécifique*. Les parties, siéges de ces manifestations, se divisent en deux classes : une première classe comprenant les organes superficiels , une seconde comprenant les organes profonds, comme les os , les muscles, etc. ; la maladie se trouve dans chacune de ces classes d'organes successivement à l'état de *prédisposition* et *d'action*. Dès le début de l'infection, les parties du premier ordre sont en prédisposition ; et quand celles-ci viennent à être en action, c'est au tour des parties du second ordre à entrer en prédisposition, et ensuite en action, lorsque cette action aura abandonné les premières. Le poison produit d'abord une maladie locale variable ;

[1] Vidal ; *loc. cit.*, pag. 54.

mais « il est probable que l'infection générale se fait
» dès le début de la maladie locale, *surtout quand*
» *celle-ci est un chancre* [1]. » A quelque état que se trouve
la maladie, son remède est toujours le même. « Le
» mercure est le grand spécifique de la syphilis consti-
» tutionnelle, comme du chancre, et l'on ne peut
» guère compter sur aucune autre substance [2]. » Mais
le mercure triomphe surtout de la maladie en *action*,
et il a moins de prise quand elle est à l'état de *prédisposition* ; d'où il suit qu'on n'est sûr de l'avoir guérie
radicalement que lorsqu'elle a passé par toutes ses
phases.

En résumant ces propositions, que nous regrettons
d'être obligé d'examiner d'une manière si succincte,
nous voyons que, pour Hunter, la syphilis est produite par un virus ; que ce virus donne naissance à
des symptômes locaux qui, le plus souvent, sont des
chancres, mais qui peuvent être aussi autre chose ;
que ces symptômes représentent une maladie purement locale, mais que, dès leur début même, indépendamment d'eux, maladie locale, il peut déjà exister
une maladie générale due à l'infection et se traduisant
tout d'abord par une *prédisposition* dans les parties de
premier ordre ; la durée des manifestations dans chaque
ordre de parties est fixée d'avance, les symptômes ont

[1] Hunter ; *loc. cit.*, pag. 515.
[2] *Ibidem*, pag. 589.

leur *distance spécifique*. Le mercure convient à la maladie locale et à la maladie générale ; mais celle-ci ne lui cède sûrement que quand elle se trouve à *l'état d'action*.

II. La doctrine de M. Ricord a plus d'un point de contact avec celle de Hunter, mais nous ne pensons pas qu'on puisse les confondre , et, pour notre compte , nous y trouvons des différences assez tranchées. Pour connaître la doctrine de M. Ricord , cherchons au hasard dans ses écrits , qui , Dieu merci ! sont fort nombreux ; prenons par exemple ses Lettres sur la syphilis. Nous y trouvons : que la syphilis est produite par un virus (11e), « qu'avec Thiéry de Hery , Hunter et autres , on peut admettre (dans cette maladie) trois périodes bien caractérisées : 1° Accident primitif, le chancre ; résultat immédiat de la contagion ; source obligée du virus réproducteur ; persistant à l'état d'accident local sur la peau ou sur les muqueuses dans de certaines limites ; pouvant s'étendre aux ganglions voisins seulement pour donner naissance aux bubons ; enfin, infectant l'économie ; 2° Accidents secondaires, résultant de cette infection, ou empoisonnement constitutionnel, et se montrant d'abord dans le cours des six premiers mois ; ayant pour siége la peau, les muqueuses et leurs annexes ; accidents supposés contagieux sans démonstration rigoureuse ; qu'on n'a pas encore pu reproduire par l'inoculation artificielle ; transmissibles par voie d'hérédité, par le père et par la mère isolé-

ment, ou par les deux à la fois ; 3° Accidents tertiaires
se montrant rarement pour la première fois avant le
sixième mois, ayant pour siége le tissu cellulaire
sous-cutané ou sous-muqueux, le tissu fibreux, osseux
et musculaire ; certains organés : testicules, cœur,
cerveau, poumons, foie, etc. Non-seulement aucune
de leurs sécrétions morbides ne sont contagieuses par
les contacts ordinaires et ne peuvent être inoculées ;
mais leur influence spécifique sur l'hérédité semble
aller toujours en décroissant, pour ne devenir, plus
tard, qu'une des causes ordinaires des scrofules. Tout
cela, n'en déplaise à ceux qui ont horreur de la précision et du langage des sciences exactes appliqué à la
médecine, est la vérité facile à vérifier ; et il n'y a
d'interversion apparente dans cet ordre si parfait, que
lorsque la thérapeutique intervient, de façon qu'on
peut dire ici, comme je le prouverai plus tard :

« Souvent un beau désordre est un effet de l'art. » (51ᵉ)

Voilà pour la maladie ; passons au traitement. « On
peut aujourd'hui résumer de la manière suivante la
thérapeutique de la syphilis : 1° traitement abortif,
appliqué au chancre aussitôt que possible ; 2° traitement mercuriel réservé au chancre induré et aux
accidents secondaires ; 3° iodure de potassium appliqué aux accidents tertiaires ; 4° traitement mixte par
le mercure et l'iodure de potassium contre les acci-

dents secondaires tardifs ou alors qu'il existe en même temps des accidents tertiaires. » (34ᵉ)

Pour M. Ricord, donc, la syphilis est due à un virus qui infecte l'économie, ce virus ne peut venir que d'un chancre ; pour agir sur un sujet sain, il faut que la partie sur laquelle il est déposé présente une solution de continuité; son premier effet est de produire un chancre, et non tout autre symptôme ; ce chancre restera local et n'infectera l'économie qu'autant qu'il s'indurera : ce sera alors la première période de la maladie, l'accident primitif. Une fois l'infection établie, il y aura une certaine incubation après laquelle un premier ordre de phénomènes, *accidents secondaires*, se manifesteront dans les parties superficielles ; à ce premier ordre de phénomènes succéderont des symptômes siégeant sur des organes plus profondément situés : ce seront les accidents tertiaires; mais pour produire ces accidents, le virus a changé de nature. Pour passer d'un individu malade à un sujet sain, le virus doit venir d'un chancre et tomber dans une écorchure, l'*écorchure est de rigueur* (25ᶜ). Aucun des autres symptômes de la syphilis ne peut transmettre cette maladie que par la génération ; par cette dernière voie, si les accidents sont tertiaires, le virus a changé de nature et il finit par ne plus produire que des maladies scrofuleuses. Le traitement de l'accident primitif est local ; le mercure, étant le spécifique du virus syphilitique *proprement dit*, doit former la base du traitement des accidents secondaires; le virus, dans les accidents tertiaires, se trouvant modifié et n'étant plus détruit par le mercure, c'est à l'iodure de potassium qu'il faut demander la guérison.

III. Voilà, selon nous, le résumé succinct de la doctrine de M. Ricord : nous avions raison de dire qu'elle diffère notablement de celle de Hunter. — Pour Hunter, en effet, le virus est toujours le même, et il est détruit dans tous les cas par le même remède; pour M. Ricord, ce virus subit des modifications après lesquelles, le mercure perdant son efficacité, il faut recourir à un autre moyen. — Pour Hunter et pour M. Ricord, l'accident primitif est local : mais pour Hunter, l'accident primitif restant local, il peut y avoir infection générale dès la première seconde de son existence; pour M. Ricord, il est un temps pendant lequel cet accident primitif ne peut en aucune manière s'accompagner de l'infection générale, cette infection ne pouvant se produire qu'avec l'induration, et cette induration elle-même ne survenant jamais avant le quatrième ou le cinquième jour de la vie du chancre. — Pour M. Ricord, il n'y a qu'un accident primitif, le chancre, et même le chancre induré, car le chancre simple ne saurait en bonne logique constituer la première période d'une maladie qui ne peut le suivre; pour Hunter, au contraire, il peut y avoir d'autres accidents primitifs que le chancre, et il va même jusqu'à affirmer que sur les muqueuses, le virus ne produit que des écoulements

et non des ulcères. — Pour Hunter, les accidents ont
une durée, une distance spécifique ; M. Ricord, au
contraire, se rit de cette prétendue distance spécifique de Hunter, de cette *prétention mathématique* du
grand Maître (34e), comme il s'est déjà moqué de
« ceux qui ont horreur de la précision et du langage
des sciences exactes appliqué à la médecine » (31e).
Admirable logique !

IV. Nous pourrions poursuivre ce parallèle ; mais
nous croyons avoir assez démontré que la doctrine de
M. Ricord n'est pas la doctrine huntérienne, et qu'il
faut de toute nécessité établir une distinction entre
elles. Venons-en maintenant à la troisième secte des
adeptes de Fernel, à cette secte que, faute de mieux,
nous avons appelée du nom de Contagionnistes. Elle
se distingue des deux précédentes en ce qu'elle ne
prétend pas renfermer la contagion dans les étroites
limites que M. Ricord a voulu établir et que la nature
renie, et en ce que, dégagée de tout esprit de système
et de tout parti pris, elle ne s'en rapporte qu'à la
seule observation clinique, sans chercher à enchaîner
les faits à des lois auxquelles ils ne sont nullement soumis. C'est cette doctrine que représentent Vidal (de
Cassis), M. Gibert, la plupart des syphiliographes
et des médecins de notre époque. Pas de règles absolues, pas de positivisme : des faits, rien que des faits !
voilà leur devise, voilà le mot d'ordre qui les rallie
tous sous la même bannière, quoi qu'en disent les

apparences de légères discordes intestines. M. Ricord
ne veut que du chancre induré pour premier symptôme de la vérole ; la clinique a fait voir que ce premier symptôme pouvait tout aussi bien être un chancre
simple, une blennorrhagie, parfois même des pustules
plates, des bubons d'emblée, des végétations : donc, le
chancre simple, la blennorrhagie, etc., peuvent être
des accidents primitifs. Mais dans ce chancre que
vous croyiez simple, il y avait une induration que vous
n'avez pas sentie; dans cette blennorrhagie, il y avait
au fond de l'urètre un ulcère que vous n'avez pas vu ;
ces pustules, ces végétations, ces bubons, sont venus
après des chancres passés inaperçus ! C'est possible,
mais les choses se passant cliniquement, matérielle-
ment parlant, comme s'il n'y avait tout simplement que
ce que les yeux, non armés du prisme d'un système,
peuvent voir, il s'ensuit qu'on doit regarder les accidents considérés comme pouvant être les premières
manifestations de la syphilis, aussi bien que le chancre induré; donc, toutes les fois qu'après un coït sus-
pect nous verrons ces manifestations, nous serons en
droit de soupçonner et même d'affirmer qu'il y a eu
infection, et nous prendrons nos mesures en consé-
quence. — M. Ricord veut que les symptômes se suivent
dans un ordre nécessairement régulier, que les accidents tertiaires ne puissent arriver avant les accidents
secondaires, à moins que le mercure ne soit venu in-
tervertir un ordre constant et parfait. La clinique a

8

montré des exostoses, des tubercules, des gommes,
suivre sans interposition d'accidents secondaires les
symptômes primitifs ; donc, l'ordre que vous vantez
n'existe pas, et nous nous garderons de ne pas attribuer à la syphilis une tumeur osseuse donnée par cela
seul que le malade n'aura antécédemment eu aucune
tache, aucune syphilide à la surface de la peau ou des
muqueuses. Mais alors, dites-vous, observez avec
attention ; le sujet ne rend pas bien compte de sa maladie ou bien il n'a pas vu. Il n'a pas vu parce qu'il
n'y avait rien à voir ; donc nous ne croyons en rien à cet
ordre régulier auquel vous voulez assujétir forcément
la nature, et nous ne nous étonnons pas que parfois
les accidents les derniers à venir se manifestent les
premiers, souvent même avant les accidents primitifs.
« Vouloir lui assigner (à la diathèse syphilitique) une
marche nécessaire, fatale, dans les lieux qu'elle choisit
pour ses envahissements successifs, et mettre sur le
compte du traitement les écarts qu'elle fait en dehors
de cette marche fatale, comme l'a fait M. Ricord, en
citant singulièrement à ce propos ce vers de Boileau :

« Souvent un beau désordre est un effet de l'art. »

c'est imposer à la nature des lois qu'elle ne s'est pas
certainement imposées elle-même, et qui sont en opposition avec des faits bien constatés [1].»

[1] Baumès; Précis sur les diathèses, 1853, pag. 426.

Le chancre seul peut transmettre la vérole, a dit
M. Ricord, et tous les faits de contagion des accidents
secondaires ne prouvent rien, si vous ne me démon-
trez pas expérimentalement qu'ils sont inoculables.
Certes, les exemples ne manquaient pas pour confondre M. Ricord; l'histoire de la syphilis en four-
mille, et la réalité de cette transmissibilité n'était plus
un doute pour personne. Mais il fallait des expériences
péremptoires pour triompher de la résistance d'une
autorité dont le prestige est si grand dans le public.
Or, il s'est trouvé un homme courageux qui a su vaincre
des répugnances personnelles, et qui a su faire parler
l'hétéro-inoculation. Chacun connaît le mémoire de
M. Gibert, lu à l'Académie de médecine le 24 mai
1859, la discussion qui s'ensuivit, et la défaite de
M. Ricord. Le grand syphiliographe a fait ses réserves,
il veut attendre des observations personnelles; mais
enfin il a rendu hommage à la vérité : la syphilis est
donc contagieuse aux diverses époques de son existence.

M. Ricord dit encore que le virus syphilitique
ne peut s'introduire dans l'économie vivante qu'à la
faveur d'une solution de continuité. C'est encore là une
supposition : bien souvent les choses s'étant passées
comme s'il n'y avait pas eu de solution de continuité,
nous admettons que l'absorption du virus peut se faire
sans l'*écorchure de rigueur*, et dès-lors rien d'étonnant

à ce que des symptômes dits consécutifs apparaissent
sans être précédés d'accidents primitifs [1].

Il serait trop long de chercher dans M. Ricord tout
ce qui est réfutable ; il faudrait pour cela suivre pas
à pas son système tout entier, car tout y est absolu, et
on ne saurait, surtout en syphilis, rien accepter d'absolu. Qu'on nous permette cependant encore une autre
considération, comme se rapportant d'une manière
plus directe à notre sujet : nous voulons parler du traitement de M. Ricord. Voyez comme en cela surtout il
s'éloigne de Hunter : Ce grand maître, en effet, malgré
sa trichotomie des accidents syphilitiques, fait un traitement général toujours le même à toutes les périodes ;
M. Ricord, au contraire, change de traitement à chacune
de ses divisions : ce sont des moyens locaux pour la
première, le mercure pour la deuxième, un remède
différent pour la troisième ; et, tandis que la théorie de
Hunter ne fait en définitive aucun mal à la pratique,
celle de M. Ricord, si on la suivait à la lettre, peut
avoir les conséquences les plus déplorables. Nous pourrions nommer des personnes que M. Ricord a traitées
par la cautérisation pour des chancres primitifs, et
sur lesquelles il a dû revenir quelques mois après pour
des exostoses de plusieurs parties du squelette. Mais
il ne nous appartient pas de porter la discussion sur
ce terrain ; nous nous emparons seulement de certains

[1] Boyer ; Thèse pour l'agrégation, 1836, pag. 27.

faits pour en faire notre profit, *feliciter sapit qui periculo alieno sapit.*

Dans la discussion à laquelle nous venons de nous livrer, on peut voir que nos sympathies sont pour les auteurs qui ne veulent admettre que les conséquences naturelles qui découlent d'une saine observation clinique, sans formuler aucune loi fixe.

V. Pour nous, la syphilis est une diathèse héréditaire ou acquise, produite par l'action d'un virus particulier, se manifestant par des symptômes variables, et se dissipant sous l'influence d'un remède spécifique, le mercure.

Essayons de justifier chacune de ces propositions. La syphilis est-elle bien une diathèse? M. Chomel lui refuse cette dénomination, de même qu'il la refuse à la variole, sous prétexte que *« ces maladies ne sont pas dues à une cause interne*[1]. » Avec M. Baumès et le plus grand nombre, nous persistons néanmoins à regarder la syphilis comme une diathèse. Quelle que soit la signification donnée à ce mot, il convient toujours à la syphilis, qui est une maladie générale, se distinguant de toutes les autres par ses causes, sa marche, son traitement; qui peut rester longtemps latente, développer spontanément les symptômes qui la révèlent, redevenir latente pour reparaître ensuite ; qui, enfin, produit des actes incapables de la résoudre.

[1] Chomel ; Éléments de pathologie générale, 4e édit., pag. 93.

Cette diathèse est héréditaire ou acquise. Nous croyons nous être assez appesanti sur ce sujet, à savoir : que la maladie est contagieuse, soit par un contact direct, soit par la génération, et cela à quelque période de son existence qu'elle se trouve, sans qu'il soit permis de faire une seule restriction d'une manière absolue.

La cause productrice de la diathèse syphilitique est un virus. Nous croyons que, pour agir, ce virus n'a pas besoin d'être absorbé par tel ou tel organe, et qu'il suffit qu'il soit placé de manière à impressionner l'organisme, comme cela peut se faire dans un simple contact. Nous n'admettons pas non plus avec Hunter, Lagneau [1], M. Baumès, une sorte de demi-virus qui produirait une demi-infection, de manière à ne nécessiter qu'un demi-traitement. Il n'y a qu'une sorte de virus, et, le moindre atome venant à impressionner l'organisme, il n'en résulte pas une demi-infection ; mais l'infection, c'est-à-dire la syphilis, qui est une et indivisible ; « une petite quantité de virus suffit pour » produire dans tout le corps les plus grands désor- » dres [2]. » Nous n'admettons pas non plus, comme l'a fait M. Ricord, que le virus soit susceptible de modifications ; nous pensons, au contraire, qu'il ne peut changer et qu'il est toujours de même nature. Nous

---

[1] Lagneau; *loc. cit.*, tom. I, pag. 67.
[2] Swédiaur ; *loc. cit.*, Introduction, pag. 8.

croyons qu'il en est de même de la diathèse, c'est-à-
dire que nous la regardons comme invariable de sa
nature ; sa gravité, son intensité, sa puissance seule
pourra augmenter ou diminuer. Nous croyons, enfin,
que de sa nature elle est au début ce qu'elle sera plus
tard, ce qu'elle sera toujours ; c'est pourquoi nous
rejetons les dénominations de syphilis *primitive*, *con-
sécutive*, *constitutionnelle*, comme dénuées de fon-
dement et privées de raison d'être. La syphilis étant
une diathèse, c'est-à-dire, une maladie *totius sub-
stantiæ*, elle est toujours constitutionnelle, en ce sens
qu'à n'importe quelle période elle influe sur tous les
actes de la vie, puisqu'elle a vicié la force qui les dirige.
On ne peut conserver ces dénominations que conventionnellement et pour exprimer seulement que la diathèse est plus ou moins ancienne ; quant à nous, nous
aimons mieux dire qu'elle est récente ou invétérée.

La diathèse syphilitique, avons-nous dit, se manifeste par des phénomènes variables. A ce sujet nous
avons peu de chose à ajouter à ce qui a été dit plus
haut de cette variabilité des accidents syphilitiques.
Nous croyons la syphilis, ou du moins les forces de la
vie viciées par son action, capables de produire toute
sorte d'anomalies. « L'expérience démontre, a dit As-
» truc, que la vérole est un véritable protée, et qu'elle
» peut prendre la forme de toutes les maladies, et même
» de toutes leurs différentes espèces[1]. » Tout en admet-

---

[1] Astruc ; *loc. cit.*, liv. IV, pag. 17.

tant que les premières manifestations de la syphilis sont le chancre ou la blennorrhagie, nous croyons que tous les accidents, propres ou non à cette maladie, peuvent ouvrir la scène et apparaître les premiers dans l'ordre chronologique ; c'est pourquoi nous rejetons encore les expressions d'accidents primitifs, secondaires, tertiaires, comme trop absolues et souvent contraires à la vérité. Elles ne peuvent, selon nous, servir dans la grande majorité des cas, mais non dans tous, qu'à faire connaître si la syphilis est récente ou ancienne ; mais cette triade est sans utilité pour le traitement, qui reste toujours le même : chercher à détruire la diathèse.

Enfin, nous avons dit que la diathèse syphilitique se dissipait sous l'influence de l'action d'un remède spécifique, qui est le mercure. On sait déjà ce que nous entendons par remède spécifique : entre autres choses, un tel remède doit guérir dans la plupart des cas, mais non pas forcément dans tous. Or, avec cette restriction on peut, d'accord avec l'expérience, dire que le mercure est le spécifique de la syphilis, et que jusqu'à ce jour on n'en connaît pas d'autre.

Traitement. — Voilà donc ce qu'est pour nous la syphilis ; essayons de découvrir maintenant les indications qui se présentent dans son traitement. Elles nous paraissent de deux ordres : 1° une indication principale ; 2° des indications accessoires.

I. L'indication principale est une : détruire la diathèse ; on la trouve à toutes les époques de l'existence
de la syphilis, elle domine toutes les autres, et il n'y a
pas de guérison possible si elle n'est remplie. La thérapeutique ne possède qu'un seul moyen de remplir
cette indication : le traitement mercuriel ; en effet, le
mercure étant le seul spécifique de la syphilis, il n'y a
que ce remède qui soit capable de la détruire dans tous
les cas. L'expérience de quatre siècles prouve qu'administré dans les syphilis récentes comme dans les
anciennes , il a toujours réussi, lorsque bien entendu
on a agi méthodiquement , c'est-à-dire lorsqu'on n'a
opposé au mercure que la seule diathèse, en déblayant
la voie de toutes les complications qui pouvaient l'em-
pêcher de produire son heureuse impression sur les
forces de la vie , ou en masquer les résultats [1]. Jamais
de pareils succès n'ont été constatés pour l'iodure de
potassium ; et, tandis que le mercure réussit toujours
et met à l'abri de la récidive, l'iodure de potassium
ne guérit que dans certains cas et sans prévenir de
nouvelles manifestations.

Les preuves de ce que nous avançons se trouvent
précisément dans les faits invoqués pour établir la
spécificité de l'iodure de potassium. Prenons au hasard,
au commencement , par exemple, la célèbre leçon de
Wallace dont il a été question. MM. Ricord et Payan [2]

[1] Chomel ; Gazette des hôpitaux, juin 1843, pag. 253.
[2] Payan ; Des remèdes antisyphilitiques. Bordeaux, 1844, p. 149.

font remarquer que le professeur de Dublin a administré l'iodure de potassium à toutes les périodes de
la syphilis, tandis qu'il ne combat que les accidents
tertiaires ; c'est donc une observation portant sur des
accidents tertiaires qu'il nous faut, et nous l'avons
en effet. Wallace [1] parle d'un malade atteint de *pé-
riostite du tibia aux deux jambes, avec complication
d'une syphilide tuberculeuse*; il soumit ce malade à l'u-
sage de l'iodure de potassium, qui le guérit en peu de
temps. Les symptômes s'étant montrés de nouveau, le
malade reprit son traitement; même cessation, suivie
de la même réapparition de symptômes. On recom-
mence encore, et Dieu sait combien de temps cela
aurait duré si Wallace n'avait profité d'un moment de
cessation pour publier la *guérison*. Nous lui en souhai-
tons de plus radicales.

Il nous serait facile de citer plusieurs cas de ce
genre; on en trouve dans les auteurs, et nous n'avons
vu que cela chez les personnes de notre connaissance
qui ont fait usage de l'iodure de potassium, même
lorsque la prescription émanait du grand syphiliographe qui a fait à ce remède une si belle réputation.
Nous ne pouvons nous appesantir sur tous ces détails,
mais nous devons une mention à deux travaux particuliers, dans lesquels on a voulu prouver la spécificité
de l'iodure de potassium. Le premier est de M. Payan

---

[1] Wallace; *loc. cit.*, pag. 160.

(d'Aix) : c'est un mémoire couronné par la Société
médicale de Bordeaux [1]. Après avoir passé en revue
les divers remèdes antisyphilitiques, l'auteur arrive
au dernier connu , l'iodure de potassium. Sa vertu
spécifique , dans les accidents tertiaires, lui paraît
[i]ncontestable ; il se fonde sur l'observation de grands
syphiliographes et sur son expérience personnelle. A
ce propos , il rapporte cinq cas d'accidents tertiaires
heureusement traités par l'iodure de potassium. Nous
voulons d'autant moins contester les résultats heureux
de M. Payan, que nous-même nous avons été témoin
de faits pareils ; mais il nous est permis de les expliquer, et nous voudrions faire à M. Payan cette seule
question : Combien de temps la guérison s'est-elle
maintenue ? Or, dans une seule observation, M. Payan
dit que *des renseignements ultérieurs lui ont appris que
la guérison ne s'était pas démentie* [2].

Dans toutes les autres observations , M. Payan se
borne à constater la guérison au moment de la suspension du traitement, et rien de plus. Par conséquent,
ces observations, très-propres à prouver que l'iodure
de potassium est un puissant palliatif , ne sauraient
en aucune manière établir en sa faveur une vertu curative. Bien plus, l'observation dans laquelle M. Payan
parle de *renseignements ultérieurs* n'est guère plus

[1] Payan ; *loc. cit.*
[2] *Ibidem*, pag. 134.

concluante ; car combien de temps après la suspension du traitement ces renseignements ont-ils été
pris ? C'est ce que nous ignorons. En outre, la malade qui en est le sujet ayant fait antécédemment des
traitements en vue d'une syphilis présumée, il est fort
probable qu'elle ait pris du mercure ; et alors la guérison est-elle due à l'iodure de potassium, ou bien celui-
ci n'a-t-il fait que rendre manifeste l'action curative
du premier, masquée par certaines complications ? La
dernière supposition est tout aussi logique que la
première, et il importerait d'élucider la question. Ainsi
donc, M. Payan ne prouve pas que l'iodure de potassium soit spécifique de la syphilis ; car, non-seulement il ne prouve pas qu'il est susceptible de guérir
cette maladie dans tous les cas, ce qui est le propre
d'un spécifique , mais même, dans le cas où il veut
établir sa propriété curative, il ne prouve pas que cette
cure se fasse sans laisser chance possible à la récidive, qualité également exigible d'un remède pour
qu'on puisse le considérer comme spécifique. M. Payan
ne réussit pas mieux lorsqu'il veut faire entrevoir
l'utilité de l'iodure de potassium contre les accidents
primitifs et secondaires ; il y a toujours lieu de lui faire
le même reproche : Vous ne pouvez pas dire que vous
ayez guéri , puisque vous ne faites pas voir si la guérison obtenue a été durable ou momentanée! Mais ici
c'est autre chose , car souvent les efforts de M. Payan
n'ont abouti qu'à des *espérances.* En deux mots,

M. Payan ne prouve nullement que l'iodure de potassium soit spécifique de la syphilis; voyons si nous serons plus heureux avec le second auteur dont nous voulons parler, avec M. H.-M.-J. Desruelles.

Revenant sur des écarts antérieurs et renonçant au traitement suivant les *idées nouvelles* qu'il avait tant cherché à faire valoir, le syphiliographe du Val-de-Grâce, ne voulant cependant pas reprendre le mercure, qu'il avait proscrit, se met en quête d'un nouveau spécifique. L'iodure de potassium se présente fort à propos : M. Desruelles s'en empare, et il en fait la base de son traitement contre la syphilis. En 1848, il croit le moment venu de faire connaître ses expériences; il publie un mémoire sur l'iodure de potassium [1]. Quarante-deux observations sont choisies entre mille pour établir les titres de l'iodure de potassium. Or, de ces quarante-deux observations il y en a trente-deux dans lesquelles un traitement mercuriel a été fait, soit antécédemment par l'auteur ou par d'autres, soit concurremment avec le traitement ioduré par l'auteur lui-même. La raison de l'exiguïté des doses mercurielles employées ne nous paraît pas suffisante pour attribuer au seul iodure les résultats obtenus, et, pour les motifs donnés plus haut, nous regardons ces trente-deux observations comme ne prouvant en aucune façon que l'iodure de potassium guérisse la syphilis.

[1] Desruelles; *loc. cit.*

Restent donc les dix autres observations [1]. Or, parmi celles-ci il y en a une dans laquelle l'existence de la syphilis paraît douteuse à l'auteur lui-même, ce qui réduit à neuf le nombre des observations concluantes; mais comme, dans ces dernières, il n'y en a que deux pour lesquelles l'auteur donne des renseignements sur l'état ultérieur des malades, le nombre des observations concluantes se trouve plus restreint encore. Sur quarante-deux observations il n'y en a donc que deux capables d'établir la vertu curative de l'iodure de potassium; mais comment l'établissent-elles? Dans l'une, il est dit tout simplement qu'il n'y eut pas récidive, sans rien préciser de plus, de sorte qu'on ne sait pas si la guérison s'est maintenue assez longtemps pour donner lieu de croire qu'elle a été complète; dans l'autre, il est dit que le sujet s'étant marié après sa guérison, celle-ci persistait encore, alors qu'il était père de deux enfants bien portants. Enfin, voilà une cure radicale; mais le sujet ayant fait antécédemment toutes sortes de *traitements externes et internes*, n'aurait-il pas pris par hasard du mercure? Et alors, qui des deux, de lui ou de l'iodure, aurait opéré la guérison? C'était une question à éclaircir.

En somme, M. Desruelles, pas plus que M. Payan, ne prouve que l'iodure de potassium soit spécifique de la syphilis. Nous pourrions ainsi passer en revue tous

---

[1] Ce sont les 15e, 21e, 23e, 26e, 35e, 40e, 42e, 43e, 48e, 53e.

les auteurs, que partout nous ne pourrions constater qu'une chose, à savoir : que l'iodure de potassium est un puissant palliatif de la syphilis invétérée, et rien de plus.

Mais si l'iodure de potassium ne guérit pas la diathèse, comment expliquer ses heureux effets ? De diverses manières. D'abord, il se peut que l'iodure de potassium agisse en exerçant sur la force vitale, sur l'organisme si l'on veut, une influence capable de l'entraîner, pour ainsi dire, dans un sens opposé à celui que lui faisait suivre la diathèse. Celle-ci étant alors subjuguée et n'intervenant plus dans les actes de la vie, il semble qu'elle est éteinte pendant qu'elle existe encore et qu'elle n'attend que le moment favorable, le moment où une action plus puissante qu'elle aura cessé de la neutraliser, pour reprendre son fâcheux ascendant et donner lieu à de nouvelles manifestations. Par là on comprendrait comment, sous l'administration de l'iodure de potassium, les symptômes syphilitiques disparaissent si rapidement et si heureusement, et comment ils se montrent de nouveau dès qu'on suspend le traitement. Cette explication n'est pas la seule qu'on puisse donner, et c'est ce qui nous amène à parler des indications secondaires qui se présentent dans le traitement de la syphilis.

Mais encore un mot avant d'en finir tout à fait avec l'indication principale. Nous avons vu que, pour remplir cette indication, il fallait un moyen capable de guérir la diathèse syphilitique dans la plupart des cas et sans récidive ; nous avons démontré que le mercure, jouissant d'une telle propriété, ainsi que le confirme une très-longue expérience, pouvait répondre à cette indication, et que l'iodure de potassium, ne guérissant la diathèse que dans certaines circonstances, et sans mettre à l'abri de la récidive, ne pouvait pas remplacer le mercure. Mais l'iodure de potassium n'est pas le seul remède qu'on ait tenté de substituer au mercure, en vue de combattre la diathèse syphilitique elle-même. Avant l'iodure de potassium, on avait vanté, dans ce but, les sudorifiques, l'opium, l'ammoniaque, l'or, etc. ; après lui on a voulu employer l'iodure de sodium, l'iodure d'ammonium, etc. Nous pourrions à peu près répéter de chacune de ces substances ce que nous avons dit de l'iodure de potassium lui-même, de sorte que le mercure est le seul moyen connu qui réponde à l'indication principale du traitement de la syphilis : combattre la diathèse.

La distinction que nous faisons entre le mercure et l'iodure de potassium est très-importante : elle permet de se servir en même temps de ces deux remèdes, vraiment utiles à des titres différents ; tandis qu'en les confondant et en cherchant à les substituer l'un à l'autre, on s'expose inévitablement à rejeter l'un d'eux, ce qui serait très-regrettable.

II. Les indications secondaires portent sur les états morbides qui viennent s'ajouter à la maladie principale, à la diathèse syphilitique, de manière à nécessiter des modifications dans le traitement qui lui convient.

Nous ne pouvons ici prévoir tous les états morbides capables de compliquer la syphilis, les maladies de toute sorte étant susceptibles de s'ajouter à cette diathèse ; mais, quelles que soient ces complications, l'indication générale est de les détruire ou de chercher à les détruire, afin de dégager autant que possible la maladie principale, de manière à la rendre accessible aux moyens dirigés contre elle. Deux états morbides surtout se rencontrent presque toujours dans le cours d'une syphilis. Ce sont : un état inflammatoire au début, un état d'atonie dans une période avancée. Ces deux états morbides sont souvent tels que, bien que la diathèse soit détruite, ils en entretiennent les apparences, de manière que, lorsqu'on vient à les dissiper, il semble qu'on guérit la syphilis elle-même. Dans tous les cas ils doivent être combattus, si on veut que le spécifique ait prise sur la diathèse et que la guérison s'obtienne. Ainsi s'expliquent les succès des antiphlogistiques, du régime, de la diète sèche, comme cela se pratique dans le *traitement arabique*[1], des toniques, de l'or, des sudorifiques, de l'iodure de po-

[1] Voir Payan ; *loc. cit.*, pag. 57. — *Montpellier médical*, tom. IV, nos 1 et 2.

tassium lui-même. Oui, c'est ainsi, croyons-nous, qu'agit ce remède puissant, l'un des toniques les plus énergiques qu'on connaisse. La syphilis est compliquée d'atonie; la force vitale n'est pas assez puissante pour répondre à l'action du mercure et opérer la guérison : l'iodure de potassium vient donner à cette force l'énergie qui lui manque, et le mercure produit dèslors son effet. Ou bien cet effet du mercure est déjà produit; la force vitale a pour ainsi dire déjà subi son impression, mais elle est trop faible pour la manifester par les actes curateurs ordinaires : l'iodure de potassium vient encore alors fort à propos pour la rendre capable de suivre l'impulsion donnée par l'influence spécifique mercurielle.

Enfin, l'iodure de potassium est un puissant fondant, son action résolutive peut l'emporter sur l'influence diathésique et amener la disparition de tumeurs symptomatiques qui reviendront dès que la diathèse aura repris son ascendant sur la force vitale.

Tous les remèdes vantés comme succédanés du mercure nous paraissent agir de même, soit en dissipant des complications qui s'opposent à ce que le mercure produise son impression spécifique sur la force vitale; soit en rendant à cette force le pouvoir de manifester l'impression qu'elle aurait déjà reçue, mais qu'elle est incapable de suivre. En outre, quelques-uns d'entre eux nous paraissent agir par certaines qualités spéciales, comme l'iodure de potassium par exemple, par sa vertu résolutive.

III. Un troisième ordre d'indications découle de l'état morbide local. Cet état morbide peut être encore sous la dépendance de la diathèse, ou bien il peut s'en être émancipé. Nous ne sommes certainement pas les premiers à dire que telle exostose, par exemple, peut subsister alors que la diathèse syphilitique qui l'a produite est éteinte ; et il ne nous répugne pas non plus d'admettre que tel symptôme dû à la syphilis peut s'affranchir de son influence avant qu'elle soit détruite, soit que dès-lors il existe par lui-même ou obéisse à une autre diathèse. Dans ces deux cas, le mercure ne peut avoir aucune action spécifique ; s'il rend encore quelques services, c'est à un tout autre titre et il n'exclut pas les autres remèdes.

Lorsque l'état morbide local est encore sous la dépendance de la diathèse, le mercure est utile en ce sens qu'il détruit la cause, et à ce point de vue il est préférable le plus souvent à tout autre moyen ; comme simple topique, nous ne pensons pas qu'il ait d'autre supériorité que celle que lui donnent ses qualités physiques et chimiques, à moins qu'il ne soit absorbé et qu'il n'agisse sur l'ensemble de l'économie.

CONCLUSIONS

Résumons, dans quelques propositions générales, les considérations auxquelles nous nous sommes livré dans ce Travail.

I. La diathèse syphilitique est, de sa nature, invariable; sa puissance seule est modifiée suivant son ancienneté et suivant l'état vital sur lequel elle s'exerce.

II. Ses manifestations ne sont soumises à aucune loi absolue, soit dans les caractères qu'elles revêtent et les siéges qu'elles occupent, soit dans l'ordre qu'elles suivent dans leur apparition; leur division en accidents primitifs, secondaires et tertiaires, n'est rien moins que rigoureuse; on ne peut l'admettre que conventionnellement et comme l'expression de ce qui arrive le plus souvent et non toujours.

III. Il serait surtout irrationnel et contraire à l'observation clinique de ne faire entrer dans chacune de ces trois classes d'accidents, que des symptômes déterminés, les états morbides de tout genre étant susceptibles de venir s'y ranger.

IV. Dans toute syphilis, quelles que soient son ancienneté et son intensité, il se présente une indication principale à remplir : combattre la diathèse ; le mercure est le seul moyen qu'on puisse employer dans ce but. Cette indication est constante ; le plus souvent elle est prédominante, quelquefois elle ne vient qu'en dernier lieu ; mais il n'y a pas de guérison possible si on n'y satisfait.

V. Indépendamment de l'indication principale, qui porte sur la diathèse, il existe presque toujours d'autres indications portant sur les complications ; ces indications secondaires seront remplies, suivant les cas, avant ou après l'indication principale et très-souvent en même temps qu'elle.

VI. La complication la plus fréquente et la plus contraire à la guérison, est celle qui survient dans une période plus ou moins avancée de la maladie ; l'iodure de potassium est le meilleur moyen dont on puisse faire usage pour la combattre.

VII. Il est quelquefois très-difficile de reconnaître l'existence d'une syphilis, la plus grande attention est alors nécessaire ; les anamnestiques et l'épreuve thérapeutique seront d'un grand secours ; dans tous les cas, le regret d'avoir fait un traitement inutile sera toujours moins lourd à supporter que le remords d'avoir laissé un mal terrible ravager à loisir une constitution viciée.

VIII. Pour être spécifique de la syphilis, un remède doit surtout combattre efficacement la diathèse à toutes les périodes de son existence, pourvu qu'elle soit libre de toute complication, pourvu que la force vitale ne soit soumise à aucune autre influence morbide.

IX. Jusqu'ici, le mercure seul ayant rempli cette condition, il n'y a que le mercure qui soit spécifique de la syphilis.

X. L'iodure de potassium ne détruisant la diathèse que dans certains cas limités et ne la détruisant alors qu'indirectement, en combattant les complications, 'iodure de potassium n'est pas un spécifique de la syphilis.

XI. Les complications qui cèdent à l'iodure de potassium mieux qu'à aucun autre remède connu, étant, de toutes, celles qui compliquent le plus souvent la diathèse syphilitique et qui s'opposent le mieux à l'action spécifique du mercure, l'importance de l'iodure de potassium est très-grande ; ainsi considéré, ce remède peut être regardé comme indispensable dans le traitement de la syphilis.

XII. Le mercure n'étant pas plus dangereux que l'iodure de potassium, et les mauvais effets des deux remèdes pouvant être prévus et annulés aussi facilement pour l'un que pour l'autre, aucun avantage d'innocuité ne peut établir une supériorité quelconque en faveur de l'iodure de potassium.

XIII. Mis à la place qui lui convient, la part qui revient à l'iodure de potassium dans le traitement de la syphilis est encore assez belle pour qu'on le considère, après le mercure, comme un moyen de première nécessité.

XIV. *Le mode de traitement de la syphilis le plus sûr*, disait hier encore M. Gibert à l'Académie de médecine, *est celui qui combine l'iodure de potassium au mercure.* C'est qu'ainsi entendu, l'usage des deux remèdes est appelé à rendre les plus grands services, et à donner au praticien une arme vraiment toute-puissante contre une diathèse qui a fait tant de mal, et qui dès-lors devient si facile à guérir, qu'il serait à souhaiter que plus d'une maladie que l'on est forcé de regarder passer les bras croisés, fût LA SYPHILIS!

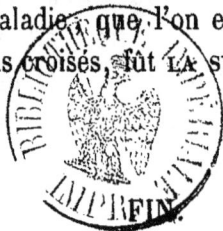

www.ingramcontent.com/pod-product-compliance
Lightning Source LLC
Chambersburg PA
CBHW062043200326
41519CB00017B/5125